養生從養氣血開始

女生的排寒祛溼暖身書

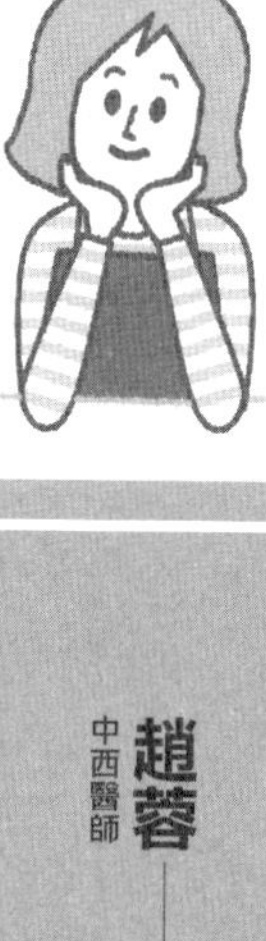

中西醫師 趙蓉 著

【全身穴位圖(一)】

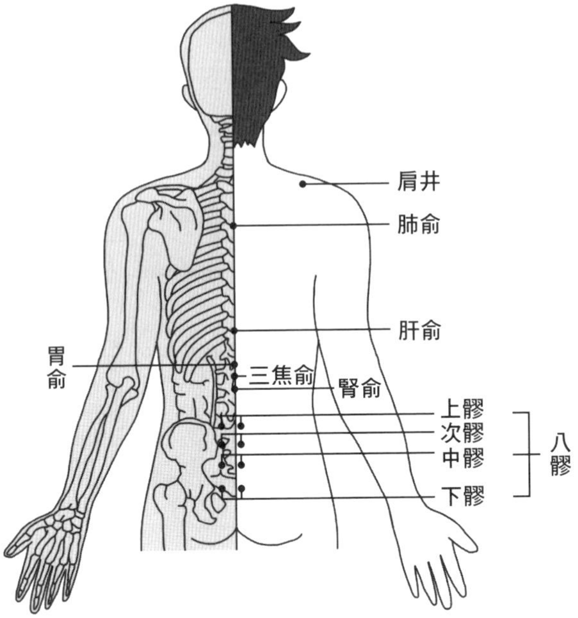

【全身穴位圖(二)】

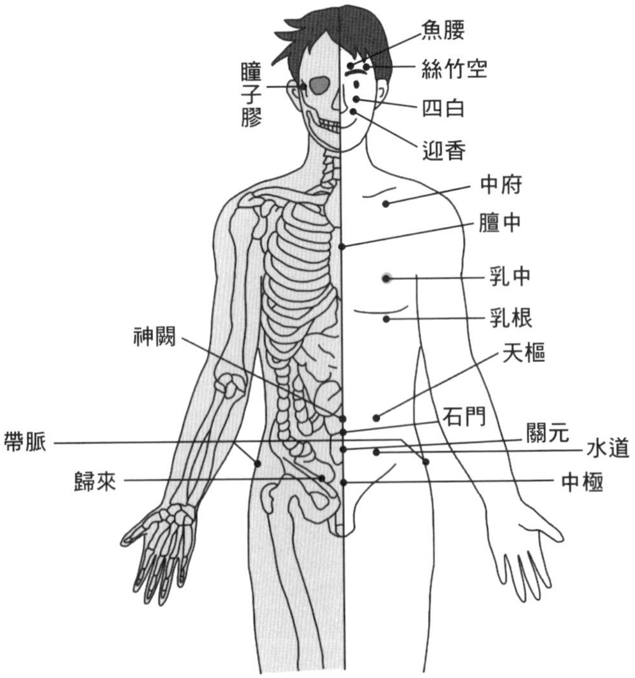

前言

生命有三個要素：精、氣、神；養生有三大法寶：補血、調氣、安神。《黃帝內經》曰：「百病生於氣」「人之所有者，血與氣爾」。而在《景岳全書》中也提到：「人有陰陽，即為血氣。陽主氣，故氣全則神旺；陰主血，故血盛而形強。人生所賴，維斯而已。」中醫養生的核心是氣血，歷代醫家養生治病，都離不開氣血的調養。清代醫學家王清任對於氣血的研究最為精到。王清任曾說：「治病之要訣，在明白氣血」，因為不管是內因疾病還是外感疾病，最開始都不會傷及五臟，而是傷及氣血，因此調和氣血最是關鍵。

氣血之於女人彌足珍貴。氣血伴隨女性一生的經、孕、產、乳等不同生理過程，充盈的氣血，更是女性的養顏法寶。氣血充盈，女人從頭到腳、由內而外都會散發一種健康真實的美麗，這種美麗是任何化妝品、整形手術都達不到的效果。對於女人來說，想要擁有健康的身體、美麗的容顏和優雅的氣質，一切都需要用氣血來濡養。氣血與健康、容顏，就像根與花，有了扎實的根，才會年年有花香；根的養分不足，開出來的花也不會嬌豔。

本書共十一章，依序介紹養五臟調氣血、女性生理期調氣血、婦科病的氣血調理、經絡養顏養生補氣血、巧用食物補氣血、補氣血調養子宮乳房等內容。

美麗不能只靠化妝品和整容，真正的美麗源於氣血充盈。現代的人工美女，怎麼看都不如生活中養出來的美人更自然，更有親和力。氣血充盈的女人不僅氣色好，身體也特別好，很少受婦科疾病困擾，由內而外，都洋溢著女人特有的活力。這本書就是專為追求健康和自然美的女性朋友設計的。可以說，此書為讀者提供了一份補充氣血的指南，相信在帶來健康的同時，也可以青春永駐。

目錄

第二章　改掉生活壞習慣，保養從養氣血開始

第三章　心肺順暢氣血足，氣色一定好

第四章　肝腎虛，氣血損，容顏易衰老

第五章　脾胃虛，痰濕生，脂肪浮腫不易消

第六章　懷孕生產坐月子，補充氣血有方法

第七章　氣血調理好，婦科疾病自然少

第十章　調氣色，抗衰老，經絡保健是關鍵

第十一章　補氣養血這樣吃，健康美麗到天年

第一章

養氣調血最重要，氣血平衡人不老

氣是什麼

天地陰陽調和，才能夠風調雨順，五穀豐登；人體也只有氣血平衡，才會精神飽滿，身體健康。

反之，如果天地陰陽不調，就可能會發生洪水或是乾旱，造成自然災害。如果是身體的氣血不平衡，可能就會胸悶氣短，胸口好像被一塊大石頭壓著，喘不過氣來。因此，一個人的身體是否健康，氣血是否平衡是關鍵。

那麼，到底什麼是氣呢？中醫認為，人體的氣有肝氣、肺氣、腎氣、脾氣、衛氣、營氣、宗氣等。也許各位會覺得氣怎麼這麼複雜？其實，對於氣的理解，各位只需記住一句話：「氣，是人體的動力。」

古人云：「氣聚則生，氣散則亡。」由此可見，氣是生命的精髓。直到今天，形容有人去世的時候，還是常常會用「斷氣」二字。這裡的「斷氣」實際上就是指人體的氣散了，而氣一旦散了，身體也就失去動力，生命自然就結束了。

如果把人比作是一棵樹，氣就是樹根，身體就是樹幹和樹葉。只有根深才能夠葉茂，氣長才能夠命長。養氣就是養根，只有先養好氣、養足氣，身體才會更加硬朗、結實、百病不侵。

如果根不好，樹幹和樹葉自然得不到充足的營養，正如《難經》中曰：「氣者，人之根本也，根絕則莖葉枯矣。」

自然界中，風起雲湧，風吹草動，這些都是氣的運行。而人體中的氣是怎麼運行的呢？

第一，氣有人體發動機的作用。生長發育、臟腑活動、血液運行、津液輸布等，都需要氣的激發和推動。一個人如果出現氣虛，生長發育就會延遲，臟腑經絡的功能也會減退，甚至會出現血行滯緩、水液不化、津液不布、痰濕內生等症狀。

第二，氣有調節人體的功能。人體的體溫是恒定的，既不能高也不能低。在炎熱的夏季，室外溫度通常高達攝氏四十度，但是人體的溫度仍然維持在三十六度半左右。到了天寒地凍的冬季，室外溫度可以達到零度以下，但是人體的溫度依舊維持一定。為什麼人體的溫度能夠恆常？因為身體裡的氣在遇到外面的低溫時，會開始收斂、關閉，從而保持體溫，這也就是一遇冷渾身就會起雞皮疙瘩的原因。反之，當外面的溫度升高，人體內的氣就開始發散，並且把多餘的熱排出體外，這就是遇熱身體會出汗的原因。

因此，氣也被稱為身體內的「空調機」，能夠調節體溫，保持恒定。可是現在，很多人都會借助空調。天熱開冷氣，天冷開暖氣。殊不知，空調使用多了，身體內部的「空調」功能就會減弱，所以，如今人們是愈來愈容易發熱，也愈來愈怕冷。

第三，氣還具有人體穩壓機的功能。身體中的各種臟腑器官每時每刻都要承受地球的引力，按照物理學的原理，它們隨時隨地都有掉下來的可能，可是為什麼它們的位置卻是相對穩定的呢？這就是因為氣。氣的運動在人體內產生了很大的力量，從而可以抵消掉地心引力，讓各個臟器保持平衡。不僅如此，氣產生的力量還能夠統率血液，防止其溢於脈外，而且還可以有效控制和調節汗液、尿液、唾液的分布和排泄。如果一個人氣虛，器官就非常容易下垂：脾胃之氣虛弱，胃就容易下垂；肝氣虛弱，肝就容易下垂；腎氣虛弱，腎就容易下垂；中氣不足，脾腎虧虛，子宮就容易下垂等。

第四，氣還具有人體能量轉換機的作用。大自然中，水可以轉化為電能。而在人體中，能量也是可以相互轉化的，腎水可以轉化為腎氣，血可以轉化為汗，水穀可以轉化為血等，總而言之，身體內的精、氣、血、津、液的相互轉化及新陳代謝，全都是依靠氣來實現，中醫就把這樣一種能量轉化的過程稱為「氣化」。氣足，氣化功能自然強；氣虛，氣化功能就會減弱。

其實，我從醫以來，接觸過很多長壽的人。我從他們身上發現了一個規律：他們體內的氣都非常充足。他們說起話來，中氣十足，聲音洪亮而綿長。

給我印象最深的是一位一百零八歲的老壽星，她每次在和我談論長壽秘訣的時候，我都受益匪淺。老壽星走路穩健、精神抖擻，平時喜歡讀書看報，經常會把報刊上面看見的新聞、養生保健常識等讀給身邊的人聽，而且每一次在讀的時候，聲音總是抑揚頓挫、中氣十足。

所以說，底氣足的人，身體內氣的運動就非常有力，氣化功能自然強大，可以化邪、化濕、化寒、化毒、化脂、化瘤、祛百病，即使是不小心吃了一些不乾淨的東西，也沒什麼關係，身體會迅速將其「氣化」，代謝排出體外。中醫上把這稱為「正氣內存，邪不可干」。

反之，體內氣虛，說話有氣無力的人，一般身體狀況都不會太好，可以說經常大病小病不斷。這樣的人，即使每天吃食物很健康，也可能會因為自身的運化不良，殘渣留存在體內，給疾病滋生的機會。

有的人看到氣如此重要，認為想要身體好，只需要補足氣就夠了，於是盲目進補。又聽說補氣佳品是人參，於是天天吃，日日補。結果，健康沒有找回來，反而「補」出了一堆毛病：頭痛、煩躁不安、手足心發熱、胸悶如堵、腹脹如鼓等。

事實上，這種盲目補氣的方法是行不通的。雖然氣是生命之本，但也不能太過。正所謂過猶不及，著名的中醫大師朱丹溪曾說過：「氣有餘便是火。」張景岳說：「氣不足便是寒。」氣大傷血，氣太過了，血就會虛。例如大家可能經常會出現上火的情形，口腔潰瘍，牙齒疼痛，咽喉乾痛，身體感到燥熱，大便乾燥。這種情況的火，實際上就是身體內多餘的氣。氣一旦太過，就會形成火，火太大了，就會逼著血在身體內肆無忌憚地亂行。所以說，過與不及都不是健康的養生之道。

血為氣之母

人體是非常複雜的，但其實最根本的東西只有兩樣：一是氣，一是血。《黃帝內經》記載：「人之所有者，血與氣耳。」氣血是生命的根本，其他東西全部得圍繞著這個氣與血的根本來運行。

氣是人體的動力，血是動力的泉源。如果把氣當成是一架飛機，血就是飛機的燃料。

氣和血屬於一陰一陽。氣無形而動，屬於陽；血有形而靜，屬於陰。氣有溫煦推動的作用，血有營養滋潤的作用；血的生成離不開氣，而氣也離不開血。

中醫有「血為氣之母，氣為血之帥」之說。血無氣的統帥和推動，就沒有辦法到達身體需要的地方；氣如果沒有血作為基礎，就會成為身體中的一股邪火。

氣虛的人經常感到疲乏無力、氣短懶言、食慾不振、頭暈目眩、臉色蒼白；而血虛的人則經常會心悸失眠、形體消瘦、皮膚異常乾燥、臉色萎黃。

我經常聽到很多愛美的朋友抱怨皮膚變得愈來愈粗糙、鬆弛老化，而且還很容易長斑、掉髮。她們每照一次鏡子，發出嘆息之後，就會把大筆的錢送到美容沙龍，結果換來的僅僅只是短暫的美麗，可能還不到一個星期的時間，皮膚又會原形畢露。

其實，所有這些症狀都是因為氣血失衡引起的。氣血失衡，氣就不能夠將血液按時運送到皮膚，皮膚因為缺少營養物質的滋養，就會開始變得粗糙、鬆弛、老化。氣血若失衡，血也有可能會停留在皮膚表面，從而累積色素，累積在哪裡，哪裡就會形成斑。

斑是什麼呢？中醫認為，斑是氣滯血淤的標誌。發之為血之餘，氣血失衡，頭髮自然會脫落。想要改變這種情況，真正的調理必須要從調理氣血開始。只有氣血平衡，臉色才會白裡透紅、神清氣爽，每天都可以吃得下、排得出、睡得好，渾身上下充滿了活力，沒有任何病痛，健康又美麗。

下面我向大家介紹一下氣血失衡會出現的幾種情況：

一、氣滯血淤

身體中的氣是不斷運動的，氣升氣降、氣出氣入，血液流動、能量轉化、汗液流出、大小便排泄等，一切都是依賴氣的運動。可是如果氣的運動在身體中某處突然停滯下來，那麼緊接著，血液的流動也會隨之停滯，這就是所謂的氣滯血淤。

「通則不痛，痛則不通」。氣滯血淤出現在什麼地方，那裡就會出現疾病。如果氣滯血淤出現在心臟，就可能會經常心慌、胸悶、心絞痛，甚至患上心臟病。如果氣滯血淤出現在肺，就可能會感覺呼吸困難，最後患上哮喘、肺炎和肺結核等疾病。如果氣滯血淤出現在胰腺，血糖可能會升高，患上糖尿病。如果氣滯血淤出現在肝臟，脾氣就會變得急躁，從而可能患上肝炎、肝硬化和肝癌等疾病。如果氣滯血淤出現在胃，就會經常覺得胃酸、胃痛，最後可能患上胃炎、胃潰瘍甚至胃癌。如果氣滯血淤出現在腦部，可能就會造成大腦的供血不足，輕者會頭暈目眩、記憶力下降，重者則有可能會患上腦溢血、腦血栓、腦梗塞、腦萎縮和阿茲海默症等一系列疾病。正如《黃帝內經》中所說：「氣血不和，百病乃變化而生。」

二、氣不攝血

氣是血的指揮官，氣充足了，血才能夠一切行動聽從指揮。一旦氣的指揮力量不足，血就會擅自流動，溢出脈外，這個時候，就會出現吐血、便血、崩漏、皮下瘀斑等情況。

三、氣虛血淤

如果人體的氣不虛弱卻被堵塞住，就會導致血淤，也就是前面提到的氣滯血淤。可是如果人體的氣虛弱到已經沒有辦法推動血液運行，這種情況下造成的血淤，就叫作氣虛血淤。氣虛血淤兼有氣虛和血淤的表現，經常會出現胸腹疼痛和突然中風等現象。

四、氣隨血脫

氣血是相互依存的，當血液大量流失，氣失去了依靠，自然也會隨之外脫。氣脫陽亡，臉色就會變得非常蒼白、手足冰冷，大汗淋漓，嚴重的甚至會當場昏迷。

五、氣血兩虛

氣虛，血也虛，出現這樣的情況經常是因為久病不愈，損耗氣血所引起。這個時候，人們看起來弱不禁風，臉色淡白或者是萎黃，經常會頭暈目眩、心悸失眠。

總而言之，氣與血就好像是一陽一陰，誰也不可能離開誰，二者和諧相存，身體自然平安健康。若發生矛盾，身體就會出問題，病魔纏身。

氣血好，衰老不來找

女人一生要經歷經、孕、乳、產等失血過程，而且女性情感較男性豐富，愛流眼淚，而眼淚也為血液所生。因此，無論從女性的生理角度還是心理特點上說，女人的一生都在大量耗費著血液。因此，女人離不開血，而且迫切需要血。

女性若缺乏肝血就會早生皺紋、臉色枯黃、唇甲蒼白、頭暈、眼花、乏力、心悸等，而且還會迅速衰老，有的人還會出現四肢麻木、月經量少、閉經等。

現今，二十五～三十歲的女性經常會出現痛經、閉經、乳房脹痛有腫塊、兩肋脹痛，甚至不孕等症狀；三十六～五十歲的女性易出現情緒失調，並伴隨著頭暈頭痛、失眠健忘、食慾下降等更年期綜合徵的症狀，還可能長黃斑。

女人體內的肝臟是個大血庫，負責儲存、調節、分配血液。肝臟中的血液，除了要確保正常供應給心臟，還要及時將血液運送至其他需要血液的地方。我們所做的每一個動作，哪怕是轉動眼球這個微小的動作，都需要通過肝臟供血來完成。

肝臟還會根據身體情況，調節循環血量。身體處在睡眠狀態時，需要的血液量會降低，部分血液會回流至肝臟儲存，等到開始工作或進行劇烈活動的時候，血液就會通過肝臟輸送至經脈，供全身所需。女性朋友大都心思細膩，多愁善感，正是由於心思細膩這一特點，女性比男性更容易出現肝氣鬱結。

從五行理論的角度上說，肝屬木，脾屬土，木剋土，脾土受肝木管轄，即肝為脾的直接上司。通常情況下，它們各司其職，身體也就處於健康狀態，可一旦我們生氣、鬱悶，就會導致肝氣過旺或肝氣鬱結，這樣一來，肝就會將所受之氣撒到其下屬——脾胃上面，進而引發肝旺脾虛。中醫稱這種現象作「木旺乘土」。

我們都有過「氣得吃不下飯」的經驗，實際上，這就是肝氣鬱結，將氣撒到脾胃上的結果。脾胃受迫，運轉起來自然會不暢快，整個人也就變得沒有胃口，不想吃飯。因此，生氣不想吃飯，其實是身體的本能反應，只有暢通肝氣，進而順過脾胃之氣，才會有食慾。

此外，肝氣鬱結還會導致乳房脹痛、月經不調，甚至出現子宮肌瘤。平日裡，還可能會被眩暈、反胃、腹瀉、嘔吐、打嗝、便秘等脾胃疾病折騰得非常難受。

肝的面部反射區為左臉頰，因此，一旦肝火旺盛，左臉頰就會長痘痘。肝氣鬱結時，若是沒有根據自己的五行屬性胡亂吃補藥，很容易長色斑。若色斑大片長出，就要提高警惕，很可能是罹患憂鬱症、重大肝病的警戒訊號。

過度思慮容易傷肝，如果此時再因性格問題等，常常壓抑自己的情緒，在很多事上鑽牛角尖過不去，就更容易患肝氣鬱結、肝血不足。因此為了自己的健康著想，應當適時調整情緒，養肝護肝。

通過上述介紹不難看出，肝臟與容貌間有著密切的關係，一旦忽視肝臟健康，皮膚就會變得枯黃，長出色斑，是容顏的大敵，對於愛美的朋友來說也是難以接受的。既然這樣，從現在開始，就要做好養肝護肝的工作。

氣血不調，脂肪自然堆積

氣血協調，體內氣的運行就正常，進餐後，可以充分吸收有用的營養，排除體內廢物，化解身上多餘脂肪，身體自然是不胖不瘦。但若氣虛，身體的氣行不充分，進餐之後，原本應該吸收的營養卻沒有吸收，應該排出的廢物沒有排掉，該運化的沒有運化，結果，這些沒有被排出運化的東西就轉換成脂肪，堆積起來。脂肪是什麼？就是體內沒有被消化掉的多餘熱量。

肝臟沒有運化掉的垃圾叫作脂肪肝；血管裡留存的垃圾叫作高血脂；肚皮上沒有被消化掉的叫作贅肉，所以，肥胖的根本原因是氣虛。人之所以胖，就是因為氣太虛。氣虛以後，人體內的氣就缺乏運動的能量，氣化的功能一旦變弱，脂肪與其他廢物就很難代謝到身體之外，於是，脂肪就開始漸漸累積。進食以後，胃氣對食物進行消化，脾氣會將運化完後最精微的物質傳送給肝，轉化為血液，再送到心臟，其他廢物則傳送給肝臟，最後以糞便等形式排出體外。

《黃帝內經》中記載「有胃氣則生，無胃氣則死」，中醫將中氣稱為後天之本。除此之外，人體內還有元氣、衛氣和營氣，幫助人體轉化能量和排出廢物。

有的瘦子吃很多飯，但就是不長肉。人之所以瘦，是因為血過於虛弱。血虛，火就旺。火是什麼？火就是多餘的氣。氣一旦太多，動力就過大，不僅化掉了應該氣化的，連一些不應該氣化的也化掉了。瘦子的新陳代謝過強，導致身體處於一個非常亢進的狀態，所以，消瘦的最終原因是血虛。

中醫將看病稱為調理，就是將氣血恢復到最平衡的狀態，氣虛的時候就會發胖。氣不足的原因有四種，因而我們將肥胖分為四類：

第一種是氣虛型肥胖，亦即本身中氣不足，氣化功能弱，不能將體內脂肪完全氣化掉，在古代稱為「脂人」，形體勻稱。氣虛的人一般寡言少語，很少運動，不愛冒險，總是無精打采、氣喘吁吁，說話的時候總是虛弱無力；容易感冒，而且很難康復。看一個胖人是否氣虛，應該特別注意舌頭。氣虛的胖人一般舌頭比較肥大，舌邊淡紅，邊緣有齒痕。氣虛的胖人很少講話，容易疲乏，還經常健忘。

第二種是陽虛型肥胖，亦即人體中的陽氣非常虛弱，導致體內運化功能減弱，在古代稱為「肥人」。這種人非常怕冷，天氣很熱的時候還穿著衛生褲，手足冰涼，精神萎靡，大便溏薄，小便清長。

《黃帝內經》中記載：「陽氣者若天與日，失其所，則折壽而不彰。」陽氣包含腎陽、心陽、脾陽。腎陽不足時，生命力非常弱，所以會肢冷、怕冷、膚涼；脾陽不足，消化功能就會降低，所以大便溏薄；同時，腎陽不充足時，腎水就不能正常蒸騰上升，轉化為腎氣，腎氣不足，小便就會清長，甚至出現陽痿的病症。

第三種是痰濕型肥胖，指人體內的氣本來不虛，但是因為身體內的痰與濕熱長久存在，結合在一起，讓體內的氣無法正常運行，因而導致氣虛，在古代稱為「膏人」。體內有痰濕的人一般額頭上油光可鑒，眼睛下經常是兩個很大的腫眼泡，而且痰多胸悶，喜歡吃肉。

什麼是痰？痰是由脾、腎、胃運化以後而形成的廢棄物，在中醫上有「肺為貯痰之器，脾為生痰之源」的說法。痰可以分為內痰和外痰，藏在臟腑之中的痰我們無法用肉眼看見，但是在皮膚下的痰，我們卻能夠看到，它就是一個肉瘤，可以長在身體上任何位置，中醫管這個肉瘤叫作痰核。

濕是什麼？水進入胃以後，水的精氣就會運化到脾上，脾會將從胃中吸取的精氣傳送給肺，肺氣沉降，調理水道，將水下沉到膀胱之中，通過這樣的循環，水和津液就循環到身體各處。如果脾與胃的功能都出現問題，水的運化不及時，就會在身體某處停留，自然形成濕。濕在身體中變成死水，這樣就降低了氣的運化功能。

第四種是濕熱型肥胖，是指身體中的濕熱互相結合，妨礙體內氣的運行，在古代，這種胖子稱為「肉人」。

《靈樞‧衛氣失常》中記載：「肉人者，上下容大。」這種人脾氣暴躁、易衝動，容易發脾氣。濕熱在體內留存，排不出去，導致膽氣上溢，嘴巴乾苦，易怒，臉上還經常長痤瘡、粉刺，主要是因為體內的濕氣累積，無法排出；同時食慾很強，能吃但不表示胃功能正常，這也是脾胃虛弱的一種表現。體內的濕熱會對胃造成影響，胃有濕熱，受熱以後，消化功能就會增強，這時候人的食慾就會大增，經常會感到饑餓。然而，胃吸收得過多，就會加重脾的運化負擔。脾可以充分進行運化作用，但脾的負擔卻會妨礙氣的運化。

這種肥胖的特徵一般是舌質偏紅，苔黃膩，體內的熱累積愈久，舌苔泛黃的程度也愈重；所以舌苔的顏色愈深，證明體內的濕熱也愈嚴重。如果體內的熱大於濕，就會導致大便乾燥；濕氣大於熱氣，則會造成大便黏稠，小便短赤。眼睛充血也是濕熱型肥胖人群的常見症狀。

氣色不好怎麼辦？

所有女人都喜歡聽到一句話，那就是「妳最近氣色真好」。氣色好，意味著皮膚和精神都保養得很好。氣色不好，臉部就會非常灰暗，還會過早出現皺紋，臉上累積的元素也會增多，就會出現黃斑和老人斑等一系列斑點，同時，頭髮也會逐漸脫落。

一個人的氣色好壞，與氣血有關，只有氣血通暢，身體才能健康，養出好氣色。

然而，女人的生理結構比較特殊，如何養出好氣色，與血液有著不可分割的關係。女性從進入青春期開始，每個月都會出現一次子宮內膜脫落的出血現象，這就是月經。在一般情況下，女性在十二～十四歲的時候月經是沒有什麼規律性的，一、兩年後就逐漸變得有規律。田四十五～五十歲的時候，月經開始慢慢停止，停經以後的時間就是絕經期。根據統計，女性的每次月經經血量是七十五毫升左右，按照一個女人約三十年的月經期時間來計算，一個女人一生要出血約二十七公升，不包括其他出血情況。這個出血量相當於五個半體重為六十公斤的人身體中的全部血液。

女人懷孕後，子宮裡的胎兒會不斷吸收母體中的養分。這時候母親一個人的血液，要同時供應兩條生命。到了懷孕後期，母體會增加五〇％的血液。

正常分娩時，母親一般都會有兩百毫升的子宮出血。若是遇到難產，產婦會發生子宮性質的大出血，耗血量大大增加，嚴重時會危及產婦的生命。所以從前的人說，女人生孩子就像是在闖「鬼門關」。

新手媽媽給孩子餵的奶水雖然顏色清淡，殊不知，這種奶水卻是由母親的血液轉化而來。有很多新手媽媽的奶水不充足，主要原因就是血氣不足。

在過去，很多新生兒生下來之後，新手媽媽都沒有充足的奶水，於是會請奶媽來餵養。

和男人相比，女人養血和補血是非常重要的。女人的月經、生子、哺乳都是以血氣為前提，若是平時不注重補血，就會造成血虛，影響健康和美麗，嚴重還會導致失眠等症狀。女人若是血虛，不僅不能夠養顏美容，還會出現頭暈目眩、臉色蒼白、頭髮發黃等症狀。如果血氣不能好好滋補經脈，可能會引起皮膚粗糙、手腳冰涼、月經不調等症狀。因此，早在許多年前，中醫就開始倡導「男重氣，女重血」「婦人以血為本」的養生原則。

那麼究竟要怎樣養血補血呢？

首先，要有樂觀的態度，要學會笑看人生，這樣身體中的各個器官才能夠發揮最好的狀態，能為身體製造更多的血氣。

其次，要學會正確吃東西。很多人都會有疑問，吃不是一生下來就會的嗎？但是這裡說的吃是指正確的飲食。

早上起床以後先喝一杯溫開水。第一，它可以促進身體血液循環，讓血液運行更順暢，令人精神抖擻；第二，經過一晚上的睡眠，身體中剩餘的水分不能夠將毒素排出來，一杯溫水可以有效排出身體中的毒素，而且沒有副作用，是任何藥物都不能比的。

喝完水以後要喝粥。除了白米粥，還可以用五穀雜糧煮粥。粥的好處非常多，不但有益吸收，還能讓脾胃更加健康。喝粥還可以促進排毒，達到養顏目的。

在這裡，推薦大家一款「三紅補血益顏粥」，原料是紫米五十克，紅棗十顆，枸杞子十克，紅糖適量。先將紫米洗乾淨，然後放在清水中泡四～六小時，之後將紫米倒進砂鍋中，用大火將紫米煮沸以後，再煮二十分鐘，再將枸杞和紅棗放入鍋中，改為小火熬一小時。煮好以後，加一些紅糖就可以食用。這款粥可以補血養顏，但是注意一定要使用紫米。

紫米是紫紅色的，入心經，而心主血，能夠養肝、養顏、潤膚。因此，這款粥對於營養不良、缺鐵性貧血、皮膚蒼白的人很有療效。在乾燥寒冷的冬季，年輕女性可以另外適量地食用一些紫米，它可以很好地保護女人的皮膚。另外，紫米還有收斂的功效，可以同時幫助痛經等多種問題。

經常會有很多女性向我諮詢一些問題，例如經血是暗紅色的，甚至發黑有凝塊，有些人臉色非常黯淡，嘴唇的顏色甚至發青或發紫。我說，這就是血瘀的症狀。這種血瘀的患者要多喝一些蓮藕排骨湯，但是這款湯在做法上還是有一些講究。做排骨湯的時候，首先要燉排骨，等排骨燉得差不多的時候，加上兩小匙黃酒，很多人都不是很喜歡黃酒的味道，所以放兩小匙即可。最後下藕，藕片煮的時間不能太長，這樣藕片才會香脆，半生半熟的藕片最好。蓮藕要是熟透了，活血的效果就差很多。這款湯不僅口味特別好，還能活血。所以，女人們經常喝對身體非常有幫助。

有些女人經常會感覺到頭暈，臉色蒼白，這就是貧血的症狀。其實，貧血就是身體中的血液流失得太多，要多食用一些補血的食材，這樣就不會貧血了！例如，貧血的女人可以多喝一些菠菜湯或海帶湯，也可以用動物的內臟來煲湯，同時在裡面加一些紅棗，這樣補血的效果會更好。

此外，還要注意保持生活的規律性，調整作息，做到起居有常、三餐有時、食量有度，身體中的各種造血原料也就相對可平衡。

從氣色看健康

我們在談論人的健康程度時，一定會說這個人的氣色如何。這說明，從氣色上可以看出一個人的健康程度。那麼氣色的好壞與人的體質之間有什麼關係呢？中國有句古話叫作「觀其外而知其內」，這充分地說明了氣色可以顯示一個人的健康狀態。那氣色的好壞，又與什麼因素有關呢？答案是氣血。

氣血直接掌管著一個人的氣色。從中醫的角度來講，氣色的好壞在於臟腑經絡功能是否正常，是以氣血津液的充足為基礎。人體內臟器官的衰老會影響氣色的變化，透過調理好體內的臟腑器官以改善外部，肌膚才會展示光鮮。也就是說，只有身體健康，氣色才會煥發光彩。

臉色差不僅會影響外觀，而且直接反映出身體的健康狀態。當人體的氣血虧虛，臉色一般會出現暗黃、色素沉積，顯得沒有精神。氣血充足時，臉色自然就好。

面若桃花可以說是愛美女性的一個夙願，為了可以讓自己保持靚麗容顏，女人不惜花費重金美容，購買很多高級化妝品，其實，如果不注意調養氣血，再高級的化妝品、進再高級的美容中心，也只是「解一時之渴」，因為氣血才是保養氣色的關鍵。只有氣血的滋養充足，才會神采奕奕。

很多女性朋友在青少年時期，臉蛋都像一個紅通通的蘋果。可是十年後臉蛋卻變了樣，不再「面若桃花」，有些蒼白，最不好的時候是蠟黃。

為什麼原本紅撲撲的面龐會有如此改變呢？主要原因就是氣血虧虛導致。人的氣血充盈和虧虛，都會從臉色上顯現出來。臉色可以充分反映一個人的健康程度。

臉色蒼白：一般認為氣血虧虛、失血，呼吸系統出現問題時臉色就會發白；長期病重體弱、大出血、慢性腎炎也會導致臉色發白；有貧血或是嚴重貧血，會因為體內血色素不足，導致臉色發白或暗黃。

臉色潮紅：中醫學一般將其視為熱症。血得熱則行，脈絡充沛，血流加速，則皮膚呈現紅色。血壓較高的人一般都會呈現紅色的面容；結核病患者由於總是處於低度發熱的狀態，臉部、顴部也會泛紅。

臉色發黃：中醫學認為，只有體內濕熱嚴重才會導致臉色發黃，黃色晦暗一般都因為寒濕；臉色萎黃，一般是因為心脾虛弱、血氣不足；臉色浮腫多是脾虛有濕。

臉色發烏：一般由於血瘀或是腎病引起，常為重病。此外，長期服用某種藥物，如砷劑、抗癌藥等，也會讓臉部在不同程度上有發烏的症狀。

臉色發青：大多為氣血不通、經絡運行受阻所致。心力衰竭、先天性心臟病、肝病導致血液中的廢物增加，也會讓臉色變成青紫色。

從臉色和濕潤度來講，健康的皮膚皮脂可以正常分泌汗液和油脂，皮膚會保持柔軟的狀態。氣候因素的影響會引起皮膚乾燥，如多風、寒冷等情形。有些疾病也會導致皮膚乾燥，例如糖尿病，葡萄糖的含量變化會引起皮膚乾燥。

氣血失和不僅會導致臉色發黃暗淡，還會引起各種各樣的皮膚問題。皮膚可以顯現一個人的精神狀況，它的好壞與氣血密不可分，如果氣血運行不正常、陰陽失衡或者是臟腑功能發生變化，都可能造成皮膚的病變。

脾肺生化而形成氣血。如果飲食不規律，脾臟功能便會失調，氣血不足就無法產生滋潤皮膚的作用，或者食用一些辛辣油膩的食物，體內濕熱，濕氣到臉部，就會起紅色斑點。

氣血的凝聚是通過腎臟完成。如果壓力很大，女性經期不調就會引起腎虛，腎臟所聚集的陽氣會更加不足，不能將能量運送到全身各處，只好四處瀰漫，使血氣淤積在臉部，滋生黃斑。

肝臟可以收藏氣血。如果疲勞過度、情緒不良，會導致肝氣鬱結，氣血運行不暢，無法潤澤皮膚，就會出現各種斑點。

因此，臉色不佳的人在沒有出現具體病症前，最好的解決方法就是食補。臉色發白的人可以補充一些肉類食品，例如雞、鴨、鵝類等，必要還可食用一些桂圓、紅棗等補血益氣的滋補水果。臉色潮紅的人最好不要吃刺激性食物，避免臉部冷熱刺激。體質寒症的患者最好多吃些牛羊肉、生薑，可以達到驅寒目的，促進新陳代謝。對於營養不良引起的面黃肌瘦，必須調整飲食習慣。臉色發黑的腎病患者則應該吃一些補腎食品，如木耳、銀耳、山藥、黑豆、黑芝麻等。

精神差是氣血不足的象徵

人體的氣血滋養著全身組織、器官，氣血充足，整個人都會精神百倍，做什麼都動力十足，活蹦亂跳；反之，如果氣血不足，整個人都會無精打采。

從中醫的角度講，人體由精、氣、血構成，氣為人體的物質基礎，氣化運動即為人體之生命活動，因此，氣也為生命活動之基本物質。生命活動即為氣之運動，氣血充足、氣機暢通，人體才可確保正常的生命活動。

具體來說：肺氣充足，人才能正常呼吸；脾胃之氣充足，人才能知飢渴；心氣充足，血液才可運行至全身、面部，整個人看起來紅光煥發；肝氣充足，人的情緒才會好，心情舒暢；腎氣充足，人會擁有健旺的精力。從這裡也能看出，氣對人體來說是多麼重要，因此想要光彩照人、魅力十足，首先體內的氣血要充足。

平時沒事可以練練瑜珈，因為瑜珈能平衡陰陽、調和氣血、疏通經絡，尤其能旺盛人體之元氣，促進呼吸、消化、循環和神經系統、內分泌系統功能。

此外，常練瑜珈還可改善氣血循環、訓練呼吸系統，最顯著的變化為呼吸減慢、加深，呼出的氣體裡面二氧化碳增多，氧氣量減少，氣體代謝量顯著下降。瑜珈對心血管系統機能有非常好的影響，能夠促進血液新陳代謝，消除炎症、緩解疼痛；既能夠擴張微血管，促進微循環，提升血液含氧量，還能促進血管收縮，活血化瘀，排出血管壁上的沉積物。

練瑜珈還能推動血液循環。氣血循環能夠帶動營養物質循環，把人體需要的氧氣、營養物質輸送至全身各處，並排出人體中的廢棄物。練習瑜珈還能夠加速胃腸排空，降低人體毒素吸收，加速唾液分泌，促進腸胃功能。

從眉毛看氣血是否旺盛

多數人都將眉毛當成臉上的「裝飾品」，然而事實並非如此，眉毛可謂健康的晴雨錶。眉型、眉毛濃密度，眉毛結實與否，都反映著身體的健康狀況，平時多觀察自己的眉毛，就能及早發現其中的健康秘密，對防治疾病有非常大的好處。

一位朋友的女兒十五歲了，眉清目秀，非常討人喜歡，不過她的性格內向，所有事都壓在心裡，不喜歡和人交流，甚至不和自己的父母交流。那天不知道為什麼，她在家裡偷偷地流眼淚，媽媽在一旁安慰她，替她擦眼淚，可是擦著擦著，媽媽發現女兒的眉毛脫落下來。媽媽有些擔心，趕忙帶著她來看診。我翻開她的眼皮，發現眼皮上有一塊豆粒大小的白斑，我斷定她得的是暈痣，這是白斑的一種。

其實，眉毛脫落，出現白斑，即為氣血不足的早期訊號。像這個孩子所患的病，發現的早還能治癒，如果發現的晚，就很難治癒。

眉毛長粗、濃密、潤澤，說明人體氣血旺盛；反之，眉毛稀短、細淡、枯脫，說明氣血不足。白斑這樣的皮膚病與氣血失調有著密切關係。白斑雖然病在皮毛，但主要病根為正氣不足、氣陰不足、肝腎虧虛，再加上風邪外侵、客於肌表、脈絡阻滯，肌膚失去滋養而發展成此病。臨床上治療此病以益氣養陰、疏表散邪、養血祛風、滋養經絡為主。用純中藥製劑就能夠改善患者的血液循環，調節人體內分泌，提升免疫力，進而迅速提升酪胺酸酶活性，促進黑色素細胞平衡，恢復微循環，再生黑色素，同時有序地修復黑色素缺陷基因，促進肌膚正常色素健康正常，提升肌膚對光線的敏感性，徹底解決復發因素。不管白斑病程長短、面積大小，通過治療都能在短期內控制白斑擴散。

下面就來具體說明一下眉毛的不同表現反映的不同訊號：

一、眉毛乾枯

正常情況下，眉毛應當油亮、有光澤，如果眉毛梢直、乾燥、變黃，還伴隨著月經不調，多是肺氣虛所致。

二、眉毛脫落

眉毛稀疏、容易脫落的人，多氣血衰弱、體弱多病，此類患者易手腳冰涼，腎氣相對較弱。甲狀腺功能衰退、腦垂體前葉功能衰退者，眉毛容易脫落，特別是眉毛外側三分之一的地方脫落更嚴重。嚴重貧血可能會出現眉毛脫落；痳瘋病患者病變早期，外側皮膚肥厚，眉毛容易脫落；斑禿患者也可能有眉毛脫落。

三、眉毛下垂

許多顏面神經麻痹患者眉毛易下垂，如果是單側眉毛下垂，說明患的是臉神經麻痹，眉毛較低，無法向上抬舉。有些人單側上眼瞼下垂，會使得一側眉毛顯得略高。

四、眉毛沖豎

眉毛沖豎而起，即為病情危急徵兆，此類患者應當及時救治。

五、眉毛過於濃密

眉毛濃密為體質較強的象徵，可是，女性眉毛過於濃黑，很可能為腎上腺皮質功能亢進所致。眉毛短粗，多是性急易怒，應當提防疾症。

六、眉毛過長

古人認為眉毛長是長壽的象徵，因此稱長眉為「壽眉」。但是研究發現，壽眉和功能失衡有關，青、中年人出現壽眉可能為腫瘤、免疫性疾病等的早期外在表現。壽眉發生愈早，功能失衡痊癒的愈早，衰老的愈快，腫瘤發生機率愈高，因此，四十五～五十歲後出現壽眉較符合生理衰老規律。青、中年人出現壽眉，特別是叢狀、束狀患者，應當定期體檢，及早發現，及早治療。

七、眉毛傾倒

說明病得非常嚴重，很可能為膽腑病變。

在此提醒大家注意，有的女性為了讓眉毛又細又彎，拔去多餘的眉毛。有的女性朋友甚至拔光整個眉毛，之後煞費苦心去紋眉，豈不知，眉毛並非沒有用的東西，人體的防禦功能是通過各種組織完成的，眉毛也有防禦之功，眼睛如果沒有眉毛來遮擋，汗水、雨水就會流入眼中，刺激角膜、結膜，誘發角膜炎、結膜炎，甚至誘發角膜潰瘍。

眉毛周圍神經血管豐富，經常拔眉毛，會對神經血管產生不良刺激，容易導致臉部肌肉運動失調，誘發疼痛、視物模糊、複視等症，還可能會誘發皮炎、毛囊炎等。此外，經常拔眉毛，可能還會導致眼瞼鬆弛、皺紋增多，進而影響整體美觀。所以，提醒各位讀者，即使愛美，也不能輕易拔光眉毛。

皮膚透露臟腑問題

人體是個有機整體，各個部位都與這個整體有著密切關係，局部健康，整體才健康；整體功能健康，機體的各部分功能才健康。中醫認為，皮膚的健康狀況能夠反映氣血運行狀況。

我們都能感受到這一現象：年齡愈大，皮膚就會變得愈粗糙、乾燥，彈性也會逐漸變小，過了三十，皺紋會逐漸增多，皮膚顏色發生變化，質感也會變差。人體的各種疾病，尤其是慢性疾病，會長期耗損氣血、精力，使人體變得虛弱，肌膚也隨之發生變化。下面就來詳細介紹一下臟腑功能變化對皮膚顏色的影響。

一、肝功能變化

肌膚發黑發黃，特別是臉頰兩側出現明顯黑印時，可能為肝功能異常。皮膚上分布著大量微血管，血液不斷流動，供給肌膚所需營養，若肝功能差，有毒物質會在血液中循環，傷及皮膚，進而使得皮膚顏色發生變化。

二、脾胃功能變化

皮膚上常常長出小痘痘、粉刺，很可能為脾胃失常所致。脾胃主氣血生化，吃下去的食物會通過胃來消化，之後通過脾將食物轉化的營養物質轉化成人體所需氣血，一旦脾胃不和，會影響人體內分泌，導致內分泌失調，使得皮膚氣血受阻，生出痘痘。

三、腎功能變化

若清晨起床時眼皮、眼瞼水腫，臉部皺紋突然消失，很可能為腎功能出了問題。腎主管排泄體內代謝廢物、有害物質，進而維持體內環境的穩定，腎功能異常容易導致腎氣不足、下利運行受阻，進而影響廢液排出體外，使得身體積水，誘發水腫、浮腫等。

脫髮、落髮的煩惱

每個人都想擁有一頭烏黑濃密的頭髮，然而事實總是不那麼盡如人意，許多人的頭髮都會出現以下問題：毛躁、枯黃、分叉、打結、脫髮等。因為頭髮所需的營養很難被充分供給，枯萎衰敗就會跟著出現。幾乎所有的脫髮、髮質問題都是頭髮營養補充不足所致。

我有個外甥女今年二十歲，原本擁有一頭烏黑靚麗的頭髮，可是有一天清晨醒來，卻發現自己頭皮上有三塊地方都沒了頭髮，光禿禿的頭皮上泛著白光。她一大早急匆匆地來到診所問我是怎麼回事。經過診斷之後，我覺得她所出現的斑禿屬身心疾病的範疇，為一種皮膚神經官能性疾病，主要和肝腎不足、氣血虛弱有關，七情內傷、精神抑鬱、勞傷心脾導致氣滯血淤，毛髮由於失去滋養而脫落。經過一段時間的調養身心之後，外甥女頭上圓形禿的地方都重新長出頭髮，黑髮如初。

中醫認為，頭髮狀況和督脈相關，女性督脈起於子宮（胞宮），分支從脊柱分出，屬於腎。督脈循行在脊中，入絡於腦，向上過頭頂，向下屬於腎，在腎、脊髓、腦髓、頭髮間形成通路。因此，腎中精氣旺盛時，髓海充盛，督脈之經氣即可上行滋養頭髮，這樣一來，頭髮就會烏黑濃密、有光澤。

毛髮的營養源於血，它的生機根源是腎。腎為先天之本，藏精之處，不僅藏著先天之本，還藏著臟腑水穀的精氣，也就是後天之精；可以滋養臟腑、組織，為維持生命、生長發育的基本物質。所以頭髮的狀況和腎氣的充盈與否密切相關。

第二章

改掉生活壞習慣，保養從養氣血開始

心舒暢了，氣血自然順暢

中醫認為，人體的陰陽氣血平衡，就能維持正常生理活動和功能。如果一個人的情緒不穩、常煩躁、容易發怒，人體的氣機就會紊亂，進而氣滯，導致血瘀。而血瘀又會加重氣滯，如此循環往復，久而久之，氣滯血瘀形成了體內的蘊毒，就會讓病氣無法順暢地排出體外，時間一長，病氣將會浸入到骨髓，這樣就會造成血液的生成過程出現一些變異，形成難以治癒的血液系統疾病。

可以試想一下，你在非常生氣和憤怒的時候，身體會出現什麼情況呢？當然，身體也會處於一種生氣和憤怒的狀態。那麼繼續想一想，如果你的身體處於生氣和憤怒的狀態，氣血運行和狀況會非常通順、順暢嗎？答案顯然是不可能的。

同理，當你的內心非常緊張和焦慮，身體會處於什麼樣的狀態呢？很顯然，只會是在一種緊張和焦慮的狀態。當然，同樣的道理，處於緊張、焦慮狀態當中的身體，氣血的運行狀態是不可能通暢平順。

《黃帝內經・素問・舉痛論》中記載：「余知百病生於氣也，怒則氣上，喜則氣緩，悲則氣消，恐則氣下，寒則氣收，炅（熱）則氣泄，驚則氣亂，勞則氣耗，思則氣結。」傳統中醫講：「怒傷肝，恐傷腎，憂傷肺，思傷脾，喜傷心。」清末養生專家，王鳳儀老人則說：「怨傷脾，恨傷心，惱傷肺，怒傷肝，煩傷腎。」由此可見，不良的情緒會影響一個人的氣和血。

而且，從中醫經絡學上來看，人體內的氣血就好像是大自然的河流，「流水不腐」的道理相信大家都知道，人體氣血的河流也同樣需要「流動」，簡言之，就是經絡必須保持通暢。

氣血像河流當中的河水一樣運行有序，沒有受到阻滯而流速非常平穩的時候，便可以讓血液保持健康狀態。如果水流被堵，必須要疏通河道，同樣的道理，如果血流、氣流阻滯，就必須消除清瘀，以便氣血更加流暢。

中醫上將人體免疫力，也就是人體的抗病能力稱為「正氣」。「正氣」不僅可以防禦「外邪」的侵犯，還能夠抵抗侵入人體的病邪。「正氣」的防禦作用減弱，「外邪」就容易侵入機體，導致患病，正如中醫上面所說：「正氣內存，邪不可干」「邪之所湊，其氣必虛」。

想要提高免疫力，一方面要增強體質，也就是要經常鍛練身體，例如從事氣功、太極拳、跑步、登山等運動，從而讓體質更加健康，增強身體抵抗力；另外一方面則是保持積極樂觀的心態。俗話說「氣生百病」，不良情緒就是致病的根源。既然如此，我們就需要在日常生活當中保持心情的平靜，排除煩惱，千萬不要過度高興或者悲傷、驚恐，這些不良情緒都會對人體臟腑造成損傷。

陰陽平衡，氣血不流失

性愛，這一詞語對於很多人而言，特別是女性朋友，是一個非常敏感，而且是很難為情的話題。但有的時候，性愛和人體的腎臟有著非常密切的關係，因此，當我告訴某些女性患者一些情況，這些女性患者都會不好意思。

其實現今，已經有很多人都意識到，性愛絕對不是暫時的歡愉那麼簡單，因為它和人體的先天之本——腎有著密切的關係，因此，它對於人體的氣血和健康也有非常重要的影響。

相關研究表明，性生活不協調，或者是已經高齡，但是卻從來沒有過性生活的女性，患有乳癌、乳腺增生的機率要比經歷過性生活的女性高。

而且在《三元延壽參贊書》中說：「男女居室，人之大倫，獨陽不生，獨陰不成，人道有不可廢者」。由此可見，性愛也是一項不可少的養生之道。

當然，這裡說的性愛是要適度，而非縱慾過度。唐朝醫學大師孫思邈說：「恣意情欲，則命同朝霞也。」腎是先天之本，具有孕育生命、培養五臟的作用。腎藏精，精是氣血生化的重要原料之一。假如一個人縱慾過度，腎精就會大量外泄，導致腎精虛。一旦精虛，人體的氣和血生化無源，自然就會出現氣虛和陰血虛，從而將傷害到其他臟腑，導致早衰或短壽。

因此，中醫認為：「房中之事，能生人，能煞人。譬如水火，知用之者，可以養生，不能用之者，立可死矣。」也就是說，性生活有好的一面，也有壞的一面。男性就像是火，女性則像是水，水火之間如果不交融，必然是陽者更陽，陰者更陰，無法達到陰陽平衡。可是如果縱慾過度，水火過度交融，水會自然被火耗乾，火也會被水澆滅。

除了過度的問題，錯誤的性愛方式也會傷害到身體的氣血，折損健康，從而打破人體的陰陽平衡，也就是中醫常說的「欲有所忌」「欲有所避」。

接著來看看性愛和季節的關係。

之所以把季節和性愛之間扯上關係，是因為季節是人體陰陽氣血狀態的一個呈現。如果是按照季節規律去進行性生活，還可促進人體氣血的陰陽平衡。

對於性的說法，民間多冠之以「春」字，例如人們常說「春夢」「春宵」等，由此可見，性在春季是最為旺盛。

春季也是陽氣開始生發的季節，人類在此時皆和萬物一樣，在生理上呈現伸展的特性，對於性的渴望也和天氣一樣開始逐漸活躍起來，所以，我們應該去順應這個生發的特性，千萬不要壓抑性渴望，儘量讓身心保持愉悅，但是一定不要過度。

到了夏季，陽氣偏旺，因此，這一季節我們對性的慾望也是相對較強的。在性生活方面應該隨其所願，讓身體中的陽氣不要受到任何阻礙，順暢地向外宣通發洩。但是，由於夏季炎熱，耗氣傷津，外邪非常容易入侵致病，而性生活又是一項劇烈的活動，因此在夏季要注意不要讓陽氣過於亢奮，在做到自我控制的同時，千萬注意不要著涼。

《素問・四氣調神大論》曾指出，秋天應該「使志安寧，以緩秋刑，收斂神氣，使秋氣平」。在秋季，養生需要注意修身養性，思緒寧靜，保持平靜，以適應秋燥。所以在性愛這方面，就必須注意收斂節制，開始適當地減少性生活的次數，不要讓身體當中的陽氣過多地向外發洩，因為此時身體內的陽氣將是冬季裡抵擋嚴寒的重要物質。

到了冬季，大自然和人體自身的陽氣都開始進入到蟄藏的階段，因此，性生活也應該進行控制，儘量減少頻率。《黃帝內經》中曾經提到：「冬不藏精，春必病溫」，這句話的意思是說，如果冬季不注意收藏腎精，就會導致身體精氣過多外泄，容易氣弱腎虛，那麼到了第二年的春季，在萬物開始生發的時節，身體自然容易失去抵抗病邪的能力。

除了季節和性愛有著密切的關係，情緒和性愛之間也互有影響。

我們都知道，情緒對於臟腑氣血之間有著明顯的調攝，此外，它還能夠通過性愛對腎精起到一定的作用。因此中醫認為，如果女性不願意進行性生活，男性千萬不要強迫。《三元延壽參贊書》說：「強力入房則精耗，精耗則腎傷，腎傷則髓氣內枯，腰痛不能俯仰」，這句話說明在兩性生活當中，如果不顧體力和情感，勉強行房將會給身體帶來嚴重的傷害。

如果一個人肝火正盛，情致激動，那麼在這個時候進行性生活，就會導致氣血在不調的情況下又會有所耗損，等於是火上澆油，傷肝損脾。而且，一旦通過這樣的性愛受孕，還會影響到胎兒的生長發育。

因此，為了避免沒有達到性意願和性興奮就開始的性行為帶來的傷害，性前戲便顯得非常重要。《千金要方》指出，在交合之前，「必須先徐徐嬉戲，使神和意感良久，自覺陽氣漸盛，方可慎而交合」。

另外，除了需要注意季節和情緒，女性朋友還需要注意，千萬不要在自己或對方醉酒的情況下進行性行為。因為根據臨床資料顯示，月經不調、消渴等病，經常是與酒後性愛不當有一定關係。《三元延壽參贊書》也說「大醉入房，氣竭肝傷……女子則月事衰微，惡血淹留」。

還有就是在病中和病後的康復階段也不能夠進行性生活。病，中醫認為是傷元氣的事情，人體在病中和病後，元氣非常虛弱，如果這個時候硬撐著進行性生活，就會讓人體的元氣更加虛弱，難以復原，反而加重病情。例如，患有眼部疾病的人，如果疾病沒痊癒就進行性生活，很有可能會導致失明；結核病、肝病、腎病等慢性病人在病未痊癒的情況下進行性生活，輕者病情加重，重者死亡。

總體而言，除了避開以上的錯誤性愛方式，還需要注意飲食，千萬不要忘記飲食對身體的影響。

中醫認為「性涼，多食損元陽、損房事」，常吃寒涼食品會導致腎陽不足，精少陰冷，因此不要多吃。另外，鹹味入腎，適當鹹味有養腎的作用，但是如果過量則會傷腎。

如果脾胃不好，食物就不能運化成精血，必然會出現精虧血少、體虛氣弱、性慾減退等情況，因此，傷害脾胃的食物，特別是肥膩的食物要少吃，建議大家多吃一些富有營養的清淡食物，例如蔬菜、豆類、粗糧、肝臟、雞蛋、魚類、花生、芝麻等。

疲勞和壓力讓氣血大受損傷

我們都知道，人可能會因為衰老而死去，會因為意外而死去，會因為疾病而死去……可如今，卻出現了過勞死，每年都有報導職場過勞死的事件。

現代醫學解釋「過勞死」是一種未老先衰、猝死現象，導致「過勞死」的根本原因為長期高強度、超負荷，勞心勞力。還有缺乏及時恢復和補充足夠的營養，使得機體細胞超前老化，老化一旦超過一定限度，衰老因數就會在體內達到一定數量，易導致急性心腦血管疾患爆發，進而誘發死亡。

不過研究顯示，導致猝死的直接原因包括：冠心病、主動脈瘤、心瓣膜病、心肌病、腦出血等。過勞死與心血、氣血匱乏之間有著密切關係，這一論點我們能夠從疲勞對氣血的傷害來尋求解釋。

疲勞對健康的危害非常大，尤其是腦力勞動者，長期處在心理亢奮狀態，甚至睡覺的時候，大腦仍在不停運轉。因為承受的壓力太大，負擔太重，進而導致精氣虧損，一天到晚為了工作而奔波勞碌，生活非常不規律，經常參加各種應酬，體質變得非常虛弱，渾身血脈運行不暢，臟腑功能衰弱，免疫力降低，對外界適應能力下降，各種負面因素逐漸積累到一定程度，最終導致體質進一步下降。

從中醫的角度上說，人到「五八」，腎氣就會衰退，意思就是說，人從四十歲之後，腎機能逐漸衰老，體內其他臟腑也會隨之受到影響，主要表現為：體能下降、動作緩慢、反應遲鈍、肌肉鬆弛、肌膚皺紋增多、出現白髮、老人斑，病魔容易上門。

過度進行體力勞動，心理處於應急狀態，使得身體出現亞健康問題，積重難返，誘發一系列器質性病變，如動脈瘤。若動脈瘤破裂，且又剛好位於主動脈上或腦血管處，可能誘發猝死。此外，有時雖然沒有出現器質性病變，但可能導致心源性猝死，九〇%以上的心源性猝死為心律不整所致，心律失常與心臟節律之間有著密切關係，低鉀低鈉改變體液成分為心律不整的主要誘因。

所以，人不能過度疲勞，若是超負荷工作、運動，身體會受到不同程度影響。一般情況下，一個人每天臥床的時間不能少於八小時，而患者需要休息更長時間，休息的時間少於八小時，身體健康一定會受影響，可能一兩天沒什麼事，一兩個月沒什麼事，時間一久，問題就會顯現，此時再進行補救已經晚了。

在這個社會中，女人也要承擔各種不同角色，並承受外界及社會的各種壓力。壓力對人體氣血是種威脅，因此，學會適度休息很重要，可以開始培養好習慣，規範自己的飲食起居，在緩解壓力的同時又保護氣血。

藥物別亂吃，亂吃傷肝氣

現代人生活壓力非常大，常為了芝麻小事著急上火、感冒發燒、焦慮失眠。這個時候，千萬不可以為了把病壓下去，胡亂吃藥。因為用藥不當，會對肝臟造成巨大傷害。身體出了小毛病，自己為自己開藥的人不在少數，有些朋友甚至認為自己「久病成良醫」，殊不知，胡亂用藥對身體健康的潛在危害非常大。

我有一個朋友，是典型的愛美女性，常常為臉上的痘痘而苦惱，雖然工作繁忙，但仍舊囑託朋友們為她找些治痘痘的偏方。記得有一次，朋友的同事給她推薦了一個祛痘良方，全是中草藥。朋友連續服用那個偏方兩個星期之後，就覺得腹脹、噁心、食慾下降、尿液呈現出濃茶色，之後趕緊到醫院做檢查。檢查結果顯示，肝功能指標血清轉胺酶（ＡＬＴ）高達1800IU/mL，尿膽紅素呈陽性，需要立刻住院治療，診斷為急性肝衰竭。朋友住院之後病情發展迅速，顯示肝性腦病變，之後昏迷，最終進行肝移植手術才得以保命。這個例子告訴我們，用藥不當很可能會危及生命。

生活中，不管是口服藥還是注射用藥，藥物進入人體之後都要藉由肝臟、腎臟代謝、解毒，用量過大，或者用藥時間過久，都會對肝、腎產生損傷。其損傷程度和藥物毒性、劑量有關。尤其是錯誤地應用兩種或兩種以上藥物的時候，損害更大，很可能導致肝細胞壞死，引發黃疸、血清轉胺酶上升等肝功能異常。臨床上稱作藥物性肝炎。

藥物性肝損害發病原理主要有兩方面，一方面是藥物直接毒性作用，這種毒性作用會引發肝損害，這種損害和藥物劑量有直接關係，可在動物實驗中複製，能夠預測其發生；另一方面為藥物特異性反應，存在個體差異，無法在實驗中複製，很難預測，發病率高，危害非常大。

現在臨床上應用的藥物有三千餘種，可能會引發藥物性肝損害的有一千餘種，主要包括抗生素類，如抗細菌、抗真菌、抗結核桿菌類藥物等；腫瘤化療藥物；器官移植者服用的抗排斥藥物；降脂藥；治療骨關節病、皮膚病的中草藥和中成藥；某些保健品等。

新藥愈出愈多，藥物性肝損害的發病機率也日趨升高。

藥物性肝、腎損害如果可以早期發現、早期治療，那麼肝臟、腎臟功能就能夠恢復正常。所以用藥一定要小心，用藥前仔細閱讀說明書，應當在醫生指導下用藥。藥物不能超療程、超劑量應用，即使是普遍認為安全的中藥和保健品，也不能輕忽。儘量避免同時應用同類藥物，因為用藥種類愈多，導致肝腎損害的機率就會愈大。

患者若用藥後轉胺酶、尿膽紅素等指標出現異常，少尿或無尿、血尿，不明原因水腫，腰部脹痛，不明原因血肌酐升高，就要高度懷疑藥物導致肝、腎損害的可能性，應當立即停用可疑藥物，及時去醫院做檢查。

如果由於病情需要，患者必須服用某些對肝腎有損害的藥物，那麼必須適當減少用藥劑量，採取相應保護措施。用藥期間，患者本身及家屬應時刻關注肝腎變化，若出現肝腎損害跡象，要立刻停藥，諮詢醫師。

四季調養氣血重點

《素問・四氣調神大論》中記載：「春夏養陽，秋冬養陰，以從其根，故與萬物沉浮於生長之門，逆其根，則伐其本，壞其真矣」。這句話是說，春夏兩季是人體養陽的最好時期，而秋冬兩季則是身體養陰的最好時期，如果違背了這個規律，就會影響健康，引起一系列疾病。

可能大家還不太明白，如果是按照陰陽互補的原則，春夏是萬物生機勃勃，應該是陽氣最旺的時候，這個時候應養陰，同樣的邏輯思維，在秋冬季節，蕭瑟淒冷，人體必須有足夠的陽氣才能夠抵擋嚴寒，應該養陽。下面，我就為大家解釋一下，中醫上為什麼講究春夏養陽，秋冬養陰。

春夏季節，陽長陰消，特別是在夏季，是大自然陽氣最旺盛的時期，因為陽氣最盛，所以，本來就陽虛的人非常適合在這個季節養陽，而且可以收到比秋冬季節養陽更好的效果。與此同時，由於夏季屬陽，陽主外，因此人容易出汗，而汗多又傷陽。再加上夏季氣候炎熱，人們經常吃涼性食物，而且衣著單薄，所以體內的環境是偏陰的，因此應該在夏季養陽。

同樣的道理，秋冬兩季是養陰的最佳時節，而且秋冬季節，人們經常會吃一些溫熱的補品，所以身體內的環境是偏陽偏熱的，為了平衡陰陽氣血，就應該注意養陰。

首先我們來看一下春夏如何養陽。想要讓體內環境與外界陰陽相一致，最好的辦法是多接觸大自然。春天是萬物復甦、太陽日照時間逐漸增長的時期，在這個時期，人們應該穿上寬鬆的衣服，多到戶外進行運動，享受一下燦爛的陽光，這樣就順應了體內陽氣的生發，能夠有效促進氣機和暢，同時也可以呼吸到充足的陽氣。

春天養生，還應該讓肢體得到舒展，調和氣血，從而通達陽氣，宣行瘀滯。以下推薦一種簡單的辦法——梳頭。《養生論》中記載：「春三月，每朝梳頭一二百下。」現代研究也顯示，經常梳頭可有效加強對頭部的摩擦，疏通血脈，從而改善頭部的血液循環，不僅讓頭髮得到滋養，聰耳明目，還能夠預防感冒，有效防止大腦老化，延緩衰老。

《素問・四氣平調大論》中有這樣一句話：「夜臥早起，廣步於庭」，其實指的就是春季的作息規律。為了升發陽氣，春季應該晚睡早起。而且需要特別注意的是，夏季雖然也應該晚睡早起，但是由於暑熱難擋，為了預防中暑，應該選擇在溫度較低的清晨或傍晚外出活動。

到了春季，氣溫開始上升，很多愛美的朋友都會換上輕裝，即使到了夜間，也不太喜歡蓋厚被子，結果稍微不注意，就著涼感冒了。其實，所謂的陽氣也可以理解為「火力」，也就是人體新陳代謝的能力。火力不足，就會出現畏寒、肢冷等症狀，而保暖就成為養陽的重要方式之一。因此，即使稍微感到一些燥熱，建議大家也不要急著收起厚衣。

夏季時候，養陽和降暑之間也許會有些衝突。其實，我們完全可以在飲食上多吃一些涼性的食物，例如黃瓜、番茄、百合、絲瓜、西瓜、芹菜等蔬果，藉由這些食物來化解身體中的「夏火」，維持代謝平衡。但是需要提醒大家的是，千萬不要貪涼，大吃冰鎮的食物和冷飲。一旦沒有控制好量，必定會損傷陽氣，傷害脾胃，導致食慾減退，甚至出現腹瀉、腹脹等症。

下面再來說一下秋冬的養生。實際上，秋冬養陰最關鍵的就是制燥。秋冬季節的天氣一般來說都比較乾燥，人體被外邪侵襲之後，會出現口鼻乾燥、皮膚乾澀、毛髮不榮、大便乾燥等狀況。與此同時，為了抵禦嚴寒，我們經常會吃一些熱性的食物，這樣會讓我們體內的環境更燥、更乾。

除此之外，秋屬收，冬屬藏。這裡所要藏的是人體的陰精，如果陰精充足，就能夠為我們入冬之後的潛藏提供良好的物質基礎。

養陰最基本的就是要做到「早睡晚起」。冬季氣候寒冷，日照時間比較短，此時也是大自然陽氣消退的表現。在這一時期應該早臥晚起，早睡以養人體的陽氣，待日出後起床以養陰氣。除此之外，還必須多運動，但是在戶外活動時要注意保暖，不要出汗太多，以免陽氣外散，又耗陰精。

在飲食方面，水為至陰之物，能夠針對燥邪，因此一定要多喝水。當然，平時可多喝湯，多吃一些清熱生津、養陰潤肺的食物。例如泥鰍、鯽魚、白鴨肉、芝麻、核桃、百合、糯米、蜂蜜、牛奶、花生等，對於保養身體都有非常好的幫助。

身體溫暖，氣血不傷

氣血在體內運行需要適宜的溫度，溫度過低，血液的流動速度會降低，進而出現滯澀、淤堵。若溫度再進一步降低，氣血運行就會不暢，進而出現血液凝固，生命也會跟著終止。

溫度和人體氣血之間有著密切關係。從中醫的角度上說，溫度的作用和中醫提到的「氣」很相似。氣由先天之精氣、水穀之精氣、吸入的自然界清氣組成，其中，先天精氣、水穀精氣都可以透過溫度來解釋。

先天之精氣實際上就是指先天之本的「腎」，腎為一身之陽，如同人體中的太陽，能夠溫煦、照耀全身。之所以說孩子為「純陽之體」，主要是因為孩子體內的腎氣充足。腎氣充足說明體內火力旺盛、代謝旺盛，一直處於生長、發育的狀態。隨著年齡增長，腎氣會逐漸衰弱，體溫偏低，火力缺乏，循環代謝也會跟著減慢，身體會逐漸變得衰弱。

其實對於腎臟來說，怎麼溫暖都不過分。意思就是說，腎中的陽氣無論怎麼足都不過分。提到腎臟，中醫上歷來都是贊成補，從未提及過泄。不能給腎臟降火，更不能滅火，只能不斷、適度地為腎臟添加燃料，這樣才可以讓腎臟之火燃燒得更加旺盛。

實際上，補氣就是在為腎保暖、升溫、祛寒，氣血充足，人體中的氣血就旺盛、質優、腎氣充足、基礎體溫偏高、各個臟腑功能正常、代謝旺盛、血脈暢通；氣血兩虧即體內血液減少、質地變差、腎氣虛、基礎體溫低、各個臟腑功能低下、代謝緩慢、血脈運行不暢。

因此，補氣的目的就是讓身體保持適當的溫度，加上空氣，即讓人體在大自然中呼吸新鮮空氣，讓整個人都處在健康狀態中。

快食傷身，慢食補血

如今，人們的生活節奏愈來愈快，吃飯的速度也在不知不覺中提升。因此，人們開始提倡慢活理念，放慢速度。而慢食即是健康的飲食模式。

所謂慢食，即放慢吃飯的速度，避免狼吞虎嚥。不要為了吃飯而吃飯，應該為了享受美食而吃飯，細嚼慢嚥，回味食物的味道。要知道，在慢食的時候，氣血能夠得到極大的補益。

我們身體中的血，一部分為先天腎精生成，不過主要依靠後天脾胃運化的水穀精微生成，即靠飲食獲得。《醫門法律》中提到：「飲食多自能生血，飲食少則血不生。」意思就是說，大部分的血可以通過飲食獲得。

當然，並不是吃進去的食物都能化成氣血，必須將食物充分吸收，通過脾胃運化，轉變成氣血，才算從根本上達到補血的目的。很多人吃飯的速度很快，使得食物大小不一地進入到腹中，根本就沒有好好消化，怎麼吃下去又怎麼排出來，不能達到養血目的，只是食物在腹中走了一圈而已，對身體健康無益，而且還會白白消耗體內一部分氣血。

但是有的人不同，吃飯的時候細嚼慢嚥，直到食物變得細碎、軟爛才進入脾胃，這樣食物就能被充分吸收，該被利用的部分都被充分利用，沒用處的部分都被排出體外。由此可見，細嚼慢嚥可以促進各個器官更好地配合，進而確保氣血充足、身體健康。我們可以觀察一下周圍那些長壽、身健的老人，吃飯時大都細嚼慢嚥。把食物嚼得愈細碎就愈養血。

年紀愈大的人所吃的食物就要愈細碎，回想一下，在給老人烹飪食物時，都會儘量延長食物的烹調時間，充分煮爛食物。因為隨著年齡的增長，脾胃等臟腑功能會變得愈來愈弱，塊大、過生、過硬、過糙的食物均會傷及老人的臟器，而且也難以吸收。因此，給老人吃的食物要儘量細碎、軟爛。

因此，醫生常建議大病初癒者、產婦、老人、小孩等脾胃虛弱者，多吃些肉燉得非常爛的肉湯，如羊肉湯、雞湯、豬肝湯等。這對養生、治療疾病來說非常有益。此外，平時多吃些黑米、紫米等，配合紅棗、花生、蓮子、枸杞等一同熬粥，養血效果也非常不錯。

為了確保食物進入脾胃時足夠細，可以用以下兩種方法增加食物的細度：多吞咽口水，因為口水可稀釋、消化食物，清潔口腔；每次吃的食物要少，並且分成兩次吞咽，能夠將食物稀釋得更徹底，特別是對於消化困難的人來說，這一點非常重要。

細嚼慢嚥是老少皆宜的養血法則，若平時習慣於狼吞虎嚥，就要從現在開始養成細嚼慢嚥的好習慣。

補養血氣，不要亂服保健品

健康和體質之間有著密切的關係，適當進補能夠讓身體恢復至最佳狀態，不過，一旦進補方法不正確，就會給身體帶來副作用。

現在的常見現象就是，很多人寧願吃蛋白粉，也不肯吃魚、肉；寧願吃各種維生素補充劑，也不願意吃蔬菜水果；寧願吃補品，也不肯正常吃飯。現在的保健品市場非常混亂，很多關於保健的宣傳都過於誇大、不真實，太過突出補品價值，掩蓋了食療的功效。就科學觀點來看，保健食品、中藥膏方均不可盲目進補，因為食療比藥補更好。

進補要因人而異，必須嚴遵醫囑，隨意進補不但不能增強體質，反而會引發各種不適。

有的保健品中可能含有激素，而激素是把雙刃劍。以女性保健品來說，很多補品在駐顏的同時，還可能會誘發乳腺導管上皮細胞增生，甚至癌變。有統計顯示，每年大概有一二〇萬女性患乳癌，在中國，乳癌是女性惡性腫瘤中的首位。導致乳癌的原因很多，不過影響最大的就是體內的雌激素。幾乎所有女性養顏保健品裡面都含有雌激素。

有人可能會說，既然這種化學方法製成的保健品不安全，那就吃中藥吧，中藥無非是些植物、動物，應該不會有毒副作用吧？要是這麼想可就大錯特錯了。即使是中藥成分的保健品也不能盲目食用，要知道，「是藥三分毒」。中藥最大的長處、特點就是針對個體差異，進行辨證施治後擬方用藥。一般情況下，中醫會將人的體質分成寒熱、虛實兩大類型，所以，中醫養生保健首先要做的就是區分不同的體質，辨清虛實情況。如果診斷之後確實需要服用中藥保健品，最好先弄清楚自己究竟是要補還是要瀉，該溫還是該涼，是需要補氣還是需要補血，否則，很可能導致藥證不符，危害身體健康。

此外，由於人的某些生理原因，食用保健品時要注意不同生理期的不同特性。例如，中醫認為，女性生理期時不宜服用各類滋補中藥，否則容易由於進補不當而影響身體中經血的正常排泄。女性孕後的身體調理宜涼不宜溫，產後宜溫不宜涼。因此，妊娠期間女性不宜服用大量人參、黨參、黃耆、鹿茸製品等溫性滋補之品。產後不宜大量攝入含生地、珍珠粉，或是龜鱉製品等成分的滋補品。因為此類保健品的很多原料本身就是藥，有一定的藥理作用，對人體的神經、內分泌等均會產生負面影響，隨意服用會擾亂女性生理週期、激素平衡。

說明至此，相信大家已都明白保健品的真面目，有的是陷阱，有的是雙刃劍，使用不當不但不能保證健康，還會損及健康。所以，提醒大家千萬不要輕信保健品廣告，否則出了問題後悔莫及。

第三章

心肺順暢氣血足，
氣色一定好

養血先從養心開始

日常生活中，我們常常會聽到這樣的話語「多年的心血」「嘔心瀝血」「傾盡一生心血」，由此不免疑惑，心和血之間究竟有什麼關係？

從中醫的角度上說，心和血之間關係密切，血的生成和五臟六腑之間關係密切，是在五臟六腑共同作用下完成，而這其中的重中之重就是心。

心位於胸中，藏神，是生命活動之根本，主神明和血脈，同小腸相合，其華在面，其充在血脈，其氣通於舌，開竅於耳，在液為汗。其中，心主神明說的是人的思維意識活動。古人認為，人之思維意識活動源於內心，所以有「神明出焉」的說法。後世醫家認為，心主血脈，可奉血於腦而出神明。

心主血，有兩方面含義：心主血脈，即心有推動血液在脈道流通的功能。心得到五臟元真之氣的充養，進而主持血脈運行。從這裡也能看出，心主血脈依賴的是心對氣血的鼓動作用。

另一方面，後世醫家認為，體內的精微物質進入心臟轉變成紅色，之後隨血脈循行化成血，因此曰「心生血」。正是因為心生血，因此，養血必先從養心入手。

我有個朋友，平時非常注重保養，雖然已年近五十，仍臉色紅潤，看起來三十多歲，朋友從未用過什麼高級化妝品，但是整天一副笑臉迎人的樣子，沒事旅遊散心，怡然自得。

從中醫的角度上說，一個人臉色紅潤與否，反映出氣血是否充足。心主血，心血充盈，臉色才能紅潤、有光澤，因此，養心不但能夠讓人擁有健康的身體，還能擁有紅潤的臉色。

不懂養心的人，會逐漸「枯萎」，到最後，可能事業有成，身體卻垮了。

無論工作有多忙，都應當注意休息，除了努力工作也不忘放鬆身心，每天抽出一定的時間休息，儘量讓緊繃的神經能放鬆。

心情不好時要儘快排解，不能悶著，儘量想辦法宣洩或排解，看看電影、看看娛樂節目、出去走走、大哭一場、找朋友談談心事等都是非常不錯的方式，只要能讓心裡舒服一點的方法都可以嘗試一下。

另外，還可以找個安靜的地方，坐好，雙手放在膝上，閉上雙眼，深呼吸，閉目，讓大腦完全安靜下來，全身放鬆，聆聽周圍的風吹聲、草動聲、鳥鳴聲、蟬叫聲等，想像著自己在深山之中，享受著藍天白雲、河水潺潺流過的靜謐；或是想像著自己在鬱鬱蔥蔥的原始森林中，過著自由自在的生活等。

如果心理實在難以調適，應當及時諮詢心理醫師，進而達到身心健康的狀態。

養好心氣才有精神

心藏神，中醫認為，心神即人的意識思維、情志活動，調養心神要從此二者著手。《靈樞・本神篇》中提到：「生之來謂之精，兩精相搏謂之神，隨神往來者謂之魂，並精而出入者謂之魄……因志而存變謂之思，因思而遠慕謂之慮，因慮而處物謂之智。」

這段話是在用神、魂、魄、心、意、志、思、慮、智等詞語闡述心理活動的過程，同時闡述這裡面的關係。心和神泛指人的心理活動，魂、魄、心、意、志、思、慮、智是個別心理活動過程、特質。

中醫將喜、怒、憂、思、悲、恐、驚稱作七情，七情指的是受到外界刺激時，心神做出的相應反應。一般來說，七情不會影響到身體健康，不過七情太過，就會對身體健康產生諸多負面影響。

過喜，會導致心氣渙散，神不守舍，甚至精神不能集中、心神恍惚、嬉笑癲狂等症；過怒，會激發肝氣，導致鬱勃上沖，同時引起氣血奔迫於上，導致眩暈頭痛、面赤耳鳴、昏厥等症；過悲，會傷及肺氣，導致形體憔悴、毛髮枯萎、精神不振、生氣索然等症；過恐，會導致腎氣失固，氣泄於下，若不能自制，因人而異，會出現大小便失禁、精滑遺泄等症；過驚，猝然驚嚇會導致氣機逆亂，和膽氣不壯有關，甚至會影響肝、腎二臟，導致驚厥、失精等症；過思，會傷及心脾，導致氣機鬱結，甚至出現心悸少寐、食慾下降、脘腹悶脹等心脾兩傷之症。

從這裡也能看出，調整情志活動為調養心神的重要因素。情志活動和人體氣血間有著直接關係。二者之間相互影響、相互作用，構成有機整體。

《內經》中提倡「形神統一」，意思是說，養心除了要養神，還要採取一些有效的方法、手段，如運動訓練、文娛活動、氣功健身、飲食養生等。

少生氣，百病不侵

一項調查研究顯示，八〇%的病是由心理因素所致，僅有二〇%的病為細菌等外來因素所致。例如胃病，實際上，胃病的根源即為心，問題就出在心理情緒上。很多人在生氣後，頭暈腹脹，甚至胃痛，常覺得有一股氣堵在那兒。這就是為什麼常常有人說自己「生了一肚子氣」。

生氣的時候，不妨用手去敲敲自己的肚子，會發現鼓鼓脹脹的，推幾下，再去摸摸，就會忍不住打幾個嗝或是放個屁，此時就會覺得舒服很多，心情也會好很多。

肝為生氣之源，氣大傷肝。有的人非常愛生氣，常常沒說幾句話就大發雷霆，可能這股氣一會兒就消失了，但在生氣的那一剎那，病理症狀也就跟著產生了。

其實，氣並不可怕，但氣的堆積才可怕。一個人生過氣後，不要再去想，否則所生之氣都會存於肝臟之上。久而久之，體內會產生大量濁氣，使得血液不能迅速、順利地流動。本來肝產生的濁氣能夠通過腸道放屁的方式排出體外，但是下面一旦堵住，它就只能向上走，通過膽，終停於胃而撞擊胃壁。

胃在消化食物的過程中需要新鮮的血液，但是血液被濁氣擋住，無法完全進來，久而久之，胃黏膜就會受到嚴重損害，之後被細菌、病毒等感染。此時，我們應當先排出濁氣，之後胃潰瘍表面即可迅速恢復至健康狀態，因為新鮮血液即為最佳的修復工具。

一項調查發現，生氣會導致心律不整。生氣時心電圖看起來會更加混亂，更加不穩定，心臟衰竭的發病率會大增，因此，生氣關係著我們的生命安全。

很多育兒專家會囑咐哺乳期的母親不要生氣，因為生氣的時候孩子吃的奶是有「毒」的。當然，這裡提到的氣不僅指脾氣暴躁，還包括恐懼、憂鬱、傷心等多種負面情緒。我們所說的**氣虛證**為臟腑組織機能衰退表現的症候，多為久病體虛、勞累過度、年老體衰等因素所致。臨床主要表現：懶言少語、神疲乏力、頭暈目眩、自汗，活動過程中症狀會加重，舌淡苔白，脈虛無力。**氣陷證**為氣虛無力升舉，反致下陷所致的症候，多為氣虛證進一步發展或勞累過度，損傷到某一臟腑所致。臨床主要表現：頭暈眼花、少氣倦怠、長期痢泄、腹部出現墜脹感、脫肛或子宮脫垂等，舌淡苔白、脈弱。**氣滯證**為人體某一臟腑、某一部位氣機阻滯，運行不暢引發的症候。多為情志不舒，或邪氣內阻，或陽氣虛弱、溫運無力等因素誘發氣機阻滯而致。臨床表現：脹悶、疼痛、攻竄陣發。**氣逆證**為氣機升降失常，逆而向上引發的症候，臨床上以肺胃之氣上逆、肝氣升發太過最為常見。

曾經有位女士來我這裡看病，她四十出頭，年輕時一直從事的是坐辦公室的工作，可是後來因為家庭因素，她回家擔任家庭主婦、好媽媽，一直待在家中。那位女士的丈夫是個公司總裁，工作繁忙，沒有多少時間在家裡陪她。她有一對兒女，女兒還好，比較乖巧，可兒子卻非常調皮，學習成績也不是很好，她常常為了兒子的事情煩惱。

不知道從什麼時候開始，她發現自己的乳房有些異常，摸上去好像有硬塊，但是又不敢跟丈夫說，怕影響丈夫的工作，就這麼天天在網上查閱著患病原因。網上有些人說是乳癌，有些人說是乳腺增生，有些人說沒關係，到底哪個是真的，她有些迷惑。近半年的時間，她都在懷疑和確認之間糾結著，導致睡眠品質一天天變差。終於她鼓起勇氣去醫院做檢查，發現自己患的是乳腺增生。

她來到我的門診時已經變得非常消瘦，皮膚暗沉，精神狀態非常差，她問我吃什麼藥可以改善自己的病症。我告訴她，她花費這麼久的時間折磨自己，其實只是在傷害自己的身體。有病就去看病，沒病就好好吃飯，做些能讓自己開心的事情，避免胡思亂想，自然能保持健康。

女人和男人最大的不同之處就是敏感、細膩、感性，稍微有些風吹草動，女人就會發脾氣、鬧情緒，沒完沒了。我們可以觀察一下自己身邊的人，但凡那種性情中人，大都身體健康，因為這樣的人喜怒形於色，有話直說、不裝腔作勢，雖然有時候會得罪人，但是這樣的人不容易生病，因為他們早就將致病的「心火」發出去了。

心悸：補養氣血，安定心神

「心悸」的問題在於「心」。「心」藏魂魄，主神明，但是卻由氣血所養護。如果氣血充盈，心神就不會輕易受到外界的滋擾、刺激，即使「泰山崩於後，麋鹿戲於前」，也完全可以不動心。

我們先來弄清楚「心悸」是一種什麼樣的疾病。

《說文解字》中認為，悸是心動的意思；而《辭海》釋義：「悸」指「心跳」，是沒有受到驚嚇，自己感覺心中跳動不安的一種症狀。

心悸作為一種疾病，最早出現在張仲景的醫學典籍《傷寒論》中，可以說，張仲景是第一個把「心悸」納入醫典的人。他告訴我們，心悸是指心跳，而且是一種不正常的心跳，在沒有受到驚嚇的情況下，自己沒有辦法控制心神不寧的心跳，在西醫上稱為「期前收縮」。

記得有一次，我和幾個朋友去喝茶，其中一個女士喝了一杯咖啡。可是她喝到一半的時候，手突然開始不自覺地發抖，嘴唇也變得蒼白，說話的聲音更是變得虛弱短促。我趕緊詢問是哪裡不舒服，她的臉一下子漲得通紅，說自己身體沒有問題。我心想，也可能是在眾人面前，她不太好意思。聚會結束之後，我悄悄告訴那位女士：「妳可能是氣血虛引起的心悸，我告訴妳一個方法，妳的問題很快就會好的。」

我說完這句話，這位女士非常感激地看著我。其實我的方法非常簡單，當再一次發生心悸，用右手拇指稍稍用力按壓左手臂上的郄（音隙）門穴，同時左手腕向內轉動四十五度，再返回，一分鐘之內重複三十次，做完之後，症狀就會有所緩解。

郄門穴是手厥陰心包經上的郄穴，具有寧心、理氣、活血的功效。在針灸學上，稱為郄穴的穴位通常都是對付急症的高手，可以迅速而有效地緩解疾病急性發作時的症狀。所以，發生心悸的時候，只需要稍微按壓一會兒郄門穴，症狀就會緩解。當然，如果平常有空，也可以按一按這個穴位，對於預防心悸也非常有幫助。

在這裡要提醒大家一點，郄門穴雙手手臂上都有，但是要治療心悸，只有按揉左前臂上的才有效。郄門穴位於前臂內側，腕部橫紋上方五寸的位置。

就這樣，持續按揉郄門穴一個月之後，她主動聯絡了我，還請我喝茶，選的就是上次聚會的地方。

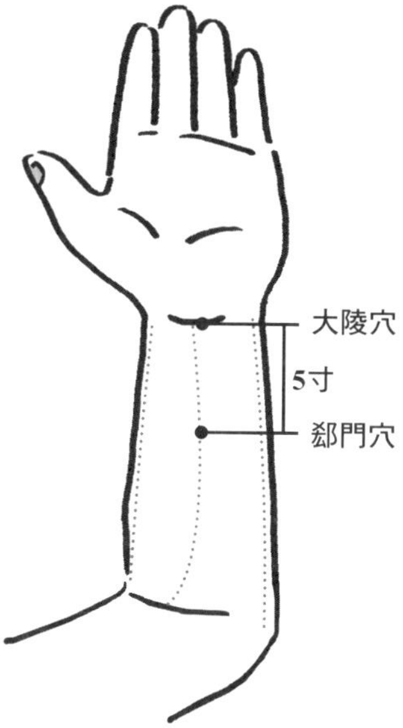

這位女士告訴我，以前每次喝茶、喝咖啡都會心慌心跳，她自己也不知道原因，只是心中充滿了恐懼，特別是在會見客戶或者是有重要工作的時候，她總會擔心自己的身體會突然出問題，這樣的情況已經困擾她好幾年了。

其實這位女士的心悸並不嚴重，醫學上稱這種時作時停、不發作時的心悸為「驚悸」。

但是，如果心悸惡化到一定程度，出現了自己感覺心跳突然停頓等心跳不規律、心律不齊的毛病，那麼就不僅僅是心悸的問題，而是中醫學所說的「忡怔」。

怔，指心跳和脈搏出現間歇、停頓，就好像我們平時所說的愣怔、發呆；忡，則是指突然啟動、加快的意思，例如成語「憂心忡忡」就是形容這種急切、衝動的心情。

「怔忡」兩個字同用，一正一反，代表了心跳忽快忽慢、忽起忽落，正好也是典型心神散亂的表現，屬於危重症。

怔忡的病在於心，所以要預防怔忡的發生，首要任務為養心。在內是讓氣血充盈，心肌強固，提高抗刺激能力；從外則應該避免情緒的劇烈變化。「喜怒憂思悲恐驚」當中，以「驚」最容易導致「怔」，「憂」最容易導致「忡」。

對於已經出現了怔忡的病人，在調理其情志的同時，還必須通過食療來輔助安定心神。我建議大家經常吃茯苓餅。

茯苓餅的主要原料就是茯苓。茯苓是一種寄生在松樹根上面的菌類植物，性味甘淡，利水滲濕，健脾和胃、寧心安神，對於改善心悸、氣短、神衰、失眠效果顯著。

茯苓餅的製作非常簡單，把買來的茯苓細粉、精白麵粉、白糖，按照2：2：1的比例進行調配，再放入適量的水，調成糊狀，之後用小火在平鍋裡面攤成薄餅即可。

如果不喜歡吃餅，還有其他變化，例如蒸饅頭、包子等麵食時，在麵粉中加入茯苓粉，一起和麵；也可以用茯苓泡酒，每天喝五～十毫升，同樣能夠達到寧心安神、健脾延年的功效。

失眠：補足氣血睡眠好

失眠最主要的原因就是人的情志受到傷害，從而給五臟六腑造成了壓力，而這些傷害的臟器反作用到大腦，於是就出現了失眠。

除了情志方面的問題，工作壓力、過度飲食、神經衰弱、頸椎病、冠心病等都會造成失眠。對於失眠的人而言，輕者是噩夢纏身、容易醒來，嚴重的則是身體虛脫、精神錯亂。現在愈來愈多人已經開始意識到，失眠已經成為最普遍，也是最典型的亞健康症狀。正是因為失眠太過普遍，而且對生活和工作造成嚴重的影響，所以出現了治療失眠的各種方法。

西醫用安眠藥可以讓失眠患者即時入睡，但是如果長期服用，會造成心理和身體上的依賴，以後想要擺脫它簡直是難上加難。

而中醫原理對大家來說可能又過於複雜，很多專業名詞，例如心火熾盛、肝鬱化火、痰熱內擾等，患者根本就聽不懂，所以，很多失眠的人還是願意選擇西醫進行治療。

記得在前幾年，我和一位朋友在一次聊天中，偶然聊到了睡眠養生的問題，我的這位朋友很早之前患有非常嚴重的神經衰弱症，稍微有一點動靜，整夜都沒辦法睡覺，到了白天，自然是瞌睡連連，就這樣惡性循環，讓她苦不堪言。

後來，老家的親戚來看她，送來一袋小米，還有一種叫半夏的中藥，並且告訴她每天睡覺之前要喝一碗小米半夏粥。結果，她持續喝了一、兩個月，睡眠品質得到基本的改善。現在，這位朋友睡眠安穩、精神飽滿、氣色紅潤、心情愉快，神經衰弱的症狀慢慢減輕了。

小米半夏粥的做法非常簡單：用小米三十克，清半夏二克，需要提醒大家的是，半夏一定要溫水下鍋，最後煮成粥，每晚服用，如此連續一個月，大多數情況下，失眠的情況將得到極大改善。只要觀察一下自己身邊的人，經常喝小米粥的，很少有睡眠不好的。

曾經我的一位患者，是一位廣告設計公司的職員，她有一天因為失眠，導致情緒失控，竟然半夜起來拿剪刀剪掉了自己心愛的長髮。

後來她找到我，於是我給她開了小米半夏粥的方子，她看見方子還有一些懷疑地問我：「醫生，光吃小米粥就能夠治好失眠嗎？」我對她說：「妳就每天晚上當宵夜吃吧，反正小米粥本來營養就非常豐富，喝了對身體非常有好處。」

就這樣，女孩半信半疑地走了，過了一個月之後，她再次回診，對我說：「醫師，剛開始的時候我真的不相信這粥能夠治好失眠，但我還是按照您的囑咐做了，真是沒想到，現在我失眠的情況好轉，每天都可以一覺睡到自然醒。」

其實這個方子並不是現代人發明的，早在中國古代就有用小米治療失眠的方子。小米味甘、性寒，《本草綱目》記載：「治反胃熱痢」，煮粥吃能「益丹田，補虛損，開腸胃」。

而且歷代中醫一直都認為小米有滋陰養血、清熱解渴、健胃除濕、和胃安眠等功效。中醫還認為，胃不和則臥不安，虛勞虛煩不得眠，失眠與心、肝、脾、腎等臟腑的失常及陰血不足密切相關。

半夏是一種常見的中藥，最早出現在《神農本草經》中，記載其具有燥濕化痰、降逆止嘔、消痞散結的功效，而且治療頭暈不眠有明顯的療效。

半夏的品種非常豐富，有清半夏、姜半夏、法半夏、蘇半夏等，功效也各有不同，在購買時必須注意。

清半夏治療失眠的效果最好，因此煮粥的時候一定要買清半夏。把清半夏和小米合用煮粥，在睡前飲用，一般只需要一到兩個月的時間，就能有效改善失眠情況。如果可以放入適量的白糖，安神催眠的效果會更好。

肺主氣，肺好全身氣通暢

人體各個臟腑都有特定功能，配合在一起，才使得人體正常地運轉。前面我們也提到過，心為君主之官，有君就一定會有臣，而心旁邊的宰相就是肺。肺和心同居上焦，離心非常近，所以《素問》中稱心為「相輔之官」。那麼有人可能會問，為什麼稱肺為心之宰相？原因很簡單，因為肺主氣和肅降，朝百脈。肺主氣，即肺能主管機體之氣出入、管理呼吸運動的功能。肺主氣包括肺主呼吸之氣、一身之氣兩方面。

肺主呼吸運動，能夠實現人體自身氣體交換之功，功能正常時，呼吸均勻、氣道暢通，氣體平衡出入，臟腑才可得到滋養，人體生理功能才會正常。如果病邪犯肺，就會影響人體生理功能，主要表現包括：胸悶、咳嗽、喘促、呼吸不暢等。

肺通過呼吸功能主持、調節全身臟腑組織之氣，產生宗氣，主一身之氣之功，功能正常，則一身宗氣充足，氣機通暢，呼吸調和。病理上，如果呼吸失常，就會影響宗氣之生成和氣之運動，臨床表現包括：咳嗽喘促、少氣不足以息、聲小氣短、肢體倦乏等。

以上即為肺主二氣之功，雖然兩種功能互用，但卻取決於肺之呼吸功能。肺之呼吸調和為氣的生成、氣機條暢的基本條件，所以如果肺的呼吸功能失常，就會影響宗氣生成、氣之運動，進而導致肺主一身之氣、呼吸之氣減弱。如果肺之呼吸功能喪失，清氣無法吸收，濁氣無法排出，新陳代謝就會無法繼續，人體生命活動一定會隨其終止。

此外，臟腑組織之氣缺乏、運行失常，又會反過來影響肺的呼吸功能，進而導致呼吸功能異常。肺有宣發、肅降之功。其中，肺的宣發之功即肺氣向上升宣、向外周布散的生理功能，這種功能主要呈現在以下三方面：通過肺的氣化功能，讓體內濁氣不斷排出體外；讓氣血、津液輸布全身，進而發揮其滋養臟腑器官之功；宣發衛氣，調節腠理開合，通過汗孔把代謝後的津液化成汗液排出體外。從病理學角度上說，如果肺失宣散，就會表現出以下症狀：咳嗽、吐痰、喘促胸悶、呼吸困難、鼻塞、噴嚏、無汗等。

肺氣有清肅下降、使呼吸道保持潔淨之功，其生理功能主要包括：吸入自然界清氣；將吸入的清氣、由脾轉輸於肺之津液和水穀精微向下布散；肅清肺和呼吸道內的異物，進而保持呼吸道清潔。病理上，如果肺的肅降之功失常，就會引發一系列不適，臨床上的常見症狀為：呼吸短促或表淺、胸悶、咳嗽、咯血等。

宣發和肅降為肺的主要功能，二者之間存在著相輔相成的關係。肺之宣降功能正常，才能讓氣道通暢、呼吸調和，進而保持人體內外氣體交換，才可讓各個臟腑組織獲得足夠的氣、血、津液，進而溫煦、滋養身體，防止水濕痰濁停滯體內。病理上，如果肺氣失降導致宣發無力，主要表現為：咳喘久致體弱、形寒、津氣虧虛難達體表。

肺朝百脈，意思就是，全身血液都必須經過經脈聚集在肺中，通過肺之呼吸運動，進行氣體交換，之後輸布至全身各處。生理功能上，肺主氣，心主血，人體之全身血脈都流屬於心，心肺的推動為血液循環之基本動力。血液可以正常運行，除了要依靠心肺的推動，還要依靠肺氣之推動、調節，肺氣虛弱，宗氣缺乏，氣機不調，就會導致心肺無法推動血行，進而影響心主血脈之功，臨床表現為：憋悶、心悸氣短、唇舌青紫等。

那麼，究竟要怎麼養護肺呢？

其實，笑就可以清肺，因為笑的過程中胸腔會擴張，增大肺活量，伸展胸肌。笑可以宣發肺氣、調節人體氣機升降、消除疲勞、驅除抑鬱、解除胸悶、恢復體力、下降肺氣和腎氣相通，同時增進食慾。如果每天都能開懷大笑，肺即可吸入大量清氣、呼出廢氣，加速人體血液循環，進而調和心肺氣血、穩定情緒。

每天持續運動，如散步、跑步、做健身操等，也可增強體質，提升肺臟功能、抗病能力。

腹式呼吸也是一種不錯的健肺方法。所謂腹式呼吸，即吸氣的時候腹部凸起，吐氣的時候壓縮腹部凹下去的呼吸方法。經常做腹式呼吸能夠讓機體獲得充足的氧氣，滿足大腦需氧量，讓人的精力更為充沛。

不過要提醒大家注意，一開始進行腹式呼吸的時候，不能急於求成，進行太過深長的呼吸，也不要太過關注自己的呼吸，以免出現胸悶氣短、呼吸不暢、憋氣等。

提到保護肺，有一點不得不提：戒煙。幾乎每個人都知道吸煙有害健康，尤其會傷害肺臟，可仍然有很多人戒不了煙。

此外，還要注意保持環境的清新，因為肺最主要的生理功能就是進行體內外氣體交換，保持吸清呼濁，也就是吸入氧氣，呼出二氧化碳，進而確保機體對氧氣的需求。因此，養肺時一定要注意保持周圍空氣的清新，無論是在家中還是在職場，多開窗通風，保持周圍環境空氣的乾淨，多打掃室內衛生，避免垃圾灰塵停留在房間內。

鼻炎：補足肺氣，長期調養

鼻炎雖然不是什麼大病，卻是個麻煩的病，因為鼻炎很難治癒，造成很多人生活、工作上的麻煩。多數鼻炎患者清晨起床後，都要先取衛生紙擦鼻涕，有時鼻炎發作，就一把鼻涕一把眼淚，一天一包衛生紙。因為頻繁地擦鼻涕，鼻子變得紅腫難看，而且一碰就痛，做什麼事都沒精神。

即使沒有出現上述症狀，也不能輕視鼻炎。鼻炎會導致鼻塞、頭痛，使得精神無法集中，頭腦不清醒，整天昏昏沉沉的，記憶力下降，工作效率下降，再嚴重些，會誘發腦梗塞、高血壓、心臟病等，甚至會夜間猝死。

從中醫的角度上說，鼻炎為「氣」受影響所致。鼻為人體臉部之最高點，最容易受外邪侵襲，當寒氣侵襲肺臟，容易誘發鼻炎。若肺臟健康、肺氣充盈，肺之肅降功能就會變得強大，鼻子會對外界刺激非常敏感。反之，肺氣虛弱，濁氣不能下降，清氣不能上升，鼻子無法享受肺氣之溫煦，就會誘發嗅覺障礙。鼻子不通氣，肺之功能也會受阻，久而久之，就會誘發各種病變。所以，想要讓鼻子出氣暢快，首先應當保持肺氣升降暢通。

教給大家一個簡單的按摩方法，以有效防治鼻炎，具體方式為：先將雙手食指外側相互摩擦至出現熱感，之後食指外側沿鼻翼兩側、自上而下按摩三十次左右，至鼻部微微發熱即可。最後，按摩鼻翼兩側迎香穴十五～二十次，每天抽出時間進行三四次即可。

這個方法是我從一位八十幾歲高壽老人身上學的。老人告訴我，她年輕的時候就患有鼻炎，當時四處求醫無果，終於在一位中醫那裡學到了這種方法，最開始還覺得不可信，但是回頭想想，既然別的方法都不起作用，不妨回家試試這種方法。持續按摩一個多星期之後，流鼻涕、打噴嚏、頭暈、失眠等鼻炎引發的一系列症狀真的減輕了。就這樣，老人一直持續按摩下去，鼻炎就痊癒了。

除了這種方法，還可以喝辛夷花粥來治療，烹調方法為：取辛夷花五克，與一〇〇克白米一同熬粥，鼻炎嚴重時連續喝上幾天，症狀不明顯時，隔幾天喝一次即可。

從中醫的角度上說，辛夷花味辛溫，可以入肺經和胃經，有散風寒、通鼻竅之功。鼻炎患者持續喝一段時間的辛夷花粥能夠改善、治癒鼻炎。

鼻炎屬於慢性疾病，在調養過程中千萬不可心急。再加上中醫按摩、藥膳的調養之法起效相對較慢，需長時間堅持才能見效，所以提醒患者們一定要杜絕「三天打魚，兩天曬網」的做法，否則，不但不能治癒疾病，反而延誤了病症的治療。

養顏要先養肺

對女性朋友來說，美麗的容貌是一生的追求。美麗的女人猶如花朵般嬌豔，賞心悅目，吐露芬芳。但是，再美的女人，也抵擋不住歲月的侵蝕，因而便有了「美人遲暮」的悲感。

關於容顏的美麗，中醫認為，顏面與人體內臟腑的氣血充盈與否密切相關。人體的五臟六腑各有各的功能，如果詢問周圍皮膚好的人保養方法，可能會得出不同的答案，但有一點卻是相同的，那就是充足的睡眠。

睡眠養肺。我們一般用「氣色好」來形容某人的皮膚多好多好。其實，我們可以將「氣」和「色」拆開來看。「氣」在中醫上指先天之氣、後天之氣和肺之清氣。先天之氣指的是元氣，受之父母，藏於腎中，它的好壞主要取決於遺傳；後天之氣指的是水穀精微運化所得之氣，用來資助元氣，濡養全身臟腑；清氣就是從自然界中呼吸到的氣，將三者組合到一起就形成了「氣」。「色」指的是人的外表、相貌，只有「氣」充盈了，皮膚才能有華，也就是有「色」。

肺主一身之氣，有「宣發」和「肅降」的功效，平時吃入腹中的食物要經過腸胃的消化，轉化成水穀精微，水穀精微要在肺氣的推動下遍布全身，供養臟腑和全身的皮毛。肺的宣肅功能正常，臟腑和皮毛才能得到充分的滋養，才能更加健康，氣色也會特別好。

反之，肺失宣肅，皮毛便得不到滋養，形容就會枯槁、憔悴，人的氣色就會變得很差，如臉色無華、灰白、暗淡等。大家應該都有過這樣的經驗，經常熬夜的人臉上會出現暗瘡、粉刺或黑斑，很可能是肺功能受影響，皮膚得不到充足的營養，導致衰老、退化。

《黃帝內經・素問・五臟生成》中也有這樣的記載：「肺之合皮也，其榮毛也。」意思就是說，肺管理著毛孔的開合。皮毛包括皮膚、汗腺、毫毛等組織，是一身之表，依靠著肺宣發的肺氣和津液的滋養，是機體抵抗外邪的屏障。所以，想美容，先要按摩肺和橫行結腸—下行結腸—S狀結腸，各按五分鐘左右，有排毒的功效。也可以敲打肺經，具有補肺的功效。如果敲打肺經的時候發現疼痛難忍，可照照鏡子，看看自己的臉色是不是暗淡、萎靡。

肺經走在手臂的內側，從靠近拇指的位置開始，一直向上臂走，平時敲打有酸痛感是正常的，經常敲打，能夠還女性朋友一個清新的容顏。肺經是肺在身體表面最直接的通道，當你還沒有感覺到肺部不適，肺經就已經表現出不適症狀，稱得上是警鈴。

秋季，從臉上就能看出你是否存在陰虛血虛問題。肺在胸腔中，位置最高，中醫稱為「華蓋」，意思是說肺像把張開的大傘覆蓋在五臟六腑之上，因為它是嬌臟，很容易受外邪內患傷害。肺喜潤惡燥，所以到了秋天，手腳皮膚會明顯乾燥，頭髮乾枯、毛躁、沒有光澤，甚至大量脫髮，因此要多吃滋陰潤肺食品。

肺不好的人不但皮膚沒有光彩，還很容易過敏。因為肺還有一個功能，就是宣發衛氣。

衛氣就是水穀所化之氣，是人體的「保護層」。肺氣虛，皮膚就會缺少衛氣，受到冷、熱、花粉、灰塵等刺激時很容易過敏，這就是為什麼不同的人同處一個環境，有的人皮膚容易過敏，有的人毫無影響。所以，對愛美的女性來說，養顏要先養肺。

憂鬱傷肺氣，長痘痘

一到夏季，天氣炎熱，而年輕人火氣旺盛，內外交加，臉上就容易長痘痘。可是到了秋季，氣溫逐漸轉涼，天氣變得乾燥，卻仍然有很多人臉上還有痘痘，甚至很多已經過了青春期的成年人臉上也會長出痘痘，這是怎麼回事？其實，此時所長出的痘痘為肺部原因所致。肺主皮毛，毛孔不張開，肌膚就易長出痘痘，青春痘為其中最常見的一種。

這些患者都有個共同表現：心情非常低落。曾經有位朋友來找我，她已年近四十，臉上卻仍是「痘痘叢生」。朋友上大學時，皮膚一直光潔無瑕，臉上從來沒長過痘痘，但是最近一年卻長出了很多紅色小痘痘。雖然不太明顯，可看上去很不舒服，一碰就痛，她十分苦惱。

我看到她那一臉的憂鬱，心想，可能不是那麼簡單。果然，經過一番交談之後我才得知，自從朋友生過孩子之後，身材就有些走樣，自信也隨之少了很多。老公雖然從未抱怨過她的變化，卻不像之前那樣親近她。她本就個性內向，根本不知道怎麼表達自己的情緒。我告訴她，正是她將一切隱藏在心中，才使得臉上生出痘痘，朋友一臉疑惑。

我向她解釋，肺之志為憂，憂傷肺。若長期處在憂鬱狀態，就會導致肺氣不足。肺主宣化，人體新陳代謝所需的營養物質都要通過肺去調和，一旦肺氣不足，脾胃運化水穀產生的精微物質就無法正常運送到身體各處，久而久之，氣血會出現淤滯，進而產生內熱。肺主皮毛，那麼最先受害的就是皮膚。

秋季為疾病多發的季節，和情緒之間有著很大的關係。秋季時萬物凋零，也是人體陰陽轉換的重要時期，人體陽氣逐漸收斂，陰氣開始生發，因此，秋季時人的情緒波動相對較大，情緒逐漸變得低落。對於肺積熱引發的臉部青春痘，治療過程中首先要做的就是補肺氣，讓肺之經氣正常宣化。因此，只要患者未伴隨其他情況，可以通過拔罐的方法治療，不但清火祛熱，而且無副作用。

但要注意，拔罐的時間不能超過十分鐘，拔罐位置呈現一片紫紅色時，患者的臉上就不像之前那樣灼熱了，效果非常顯著。反覆拔十幾次，臉上的痘痘就會逐漸消失。不但如此，身材能逐漸變好。「肺朝百脈」，調理好肺氣，身上其他經絡的運行也就正常，打通瘀滯，體內的垃圾、毒素就會跟著排出來，身材也跟著變苗條。從中醫的角度上講：「土生金，子虛母不實」，一旦肺（金）出問題，脾（土）也會跟著出問題。

穴位按摩調理哮喘病

見過哮喘病人的人都知道，哮喘症狀較輕時，不發作根本看不出來；症狀較重時，呼吸會變得急促，好像快要窒息一樣，通常在這個時候，哮喘患者會拿出一瓶噴霧噴到嘴裡，過一會兒症狀就會得到緩解。

一般來說，哮喘的症狀相對溫和，進行簡單的治療之後就能痊癒，即便症狀嚴重，只要調理得當，也是較容易治癒的。

哮喘最怕延誤治療，延誤治療很可能會發展成肺氣腫、肺心病、呼吸衰竭、心臟衰竭，甚至死亡。此外，哮喘患者身邊最好隨時有人照顧，以免發生不測。

從中醫的角度上說，哮喘為肺、脾、腎功能不足，導致體內津液凝聚為「宿痰」而致，潛藏至肺內。此時碰到什麼風寒暑濕、疲勞過度、吃下不當食物等，潛伏在體內的「宿痰」就會趁機湧出，阻塞肺氣，誘發哮喘。

就是說，哮喘為「宿痰內伏」所致。從中醫的角度上說，肺朝百脈，能夠推動血之運行。如果哮喘患者肺功能差，就會誘發血淤；哮喘時間久了，會消耗肺氣，氣虛運血無力就會誘發血淤；痰瘀與血淤相糾結，就會導致哮喘反覆發作。所以，脾肺腎三臟氣血失調、經絡淤阻為哮喘發作的主要誘因。

哮喘可以分成寒哮和熱哮兩種，如果不分清哮喘的類型而隨意用藥，不但沒有效果，還會使得病情加重。

寒哮應當以溫化散痰為主，而熱哮應當以清熱祛痰為主。說到這兒，可能有人會問，究竟怎麼區分到底是寒哮還是熱哮？方法很簡單：患者咳出的痰液色淡清稀，同時伴隨著怕冷症狀，則為寒哮，可以服用射干麻黃丸來治療；如果吐出的痰液是黃稠或白黏的，同時伴隨著身體發燙、面紅耳赤，則為熱哮，應當通過止咳定喘口服液來治療。如果還不放心，可以到醫院讓醫師確診所患的究竟是寒哮還是熱哮。

可能有的人還會問，如果手中的哮喘藥正好吃完，噴霧也正好用完，身邊沒有人，哮喘又發作了該怎麼辦才好？

別著急，下面就來為大家介紹個應急的方法，即按摩手掌上的咳喘點。咳喘點位於食指、中指分叉處的手掌上一公分左右的地方，哮喘發作的時候用力按這個穴位，就能減輕症狀。如果家中有艾灸條，可以用艾灸條艾灸此穴，反覆艾灸幾次，症狀就能減輕。哮喘發作時同時刺激三間穴（微握拳，食指本節後，橈側凹陷處）、肺穴（無名指第一指節中點處）效果更佳。平時沒事的時候也可以多多按摩這幾個穴位，能夠很好地防治哮喘。

有的哮喘患者發病時的症狀並不明顯。記得曾經有一個朋友來找我，說自己已經連續咳嗽一個月了，就是乾咳，沒有痰，而且只發生在晚上，白天都不咳。經過一番診斷，我斷定朋友患的是脾虛型哮喘。我沒有開止咳藥物，只是囑咐她回家之後點按哮喘點和三間穴，半個月之後，朋友打電話給我，說自己的咳嗽症狀已經消失，人也變得很有精神。

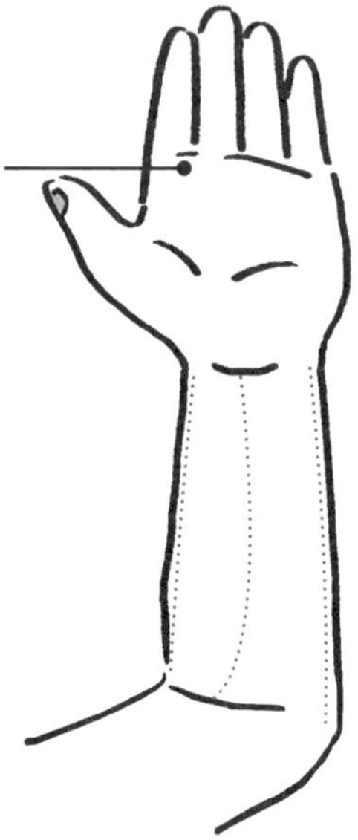
咳喘點
（食指和中指的交差處）

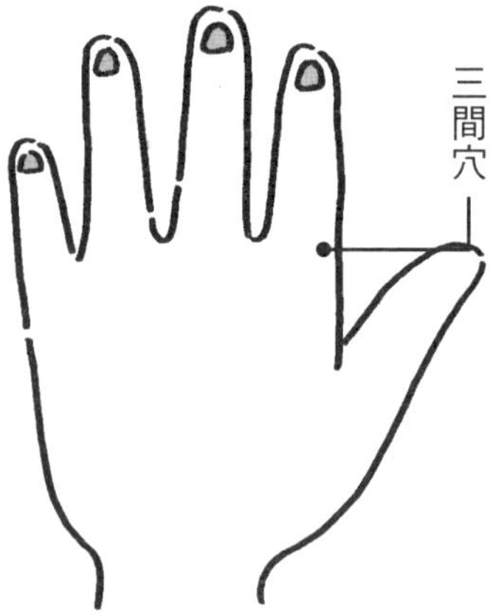
三間穴
（食指本節後，橈側凹陷處）

第四章

肝腎虛，氣血損，容顏易衰老

肝血不足，影響一生幸福

女人若是沒有了血，身體就猶如無米之炊。肝是血液的儲存之地，而女人們天生就敏感，加上愛多思，因而加劇了肝臟的負擔。所以，女人們更要好好保護肝臟。

女人們有一個最大的特點，就是每個月都會有月經。女性們每個月來月經時都會失去一部分血液；流產、生孩子的時候也會流出大量血液，做了媽媽以後，每天要為孩子哺乳，奶水也是由身體中最精華的血液凝聚而成；還有一些女人喜歡哭泣，其實淚水也是由血液演變而成。

所以，不管是從女性生理上來看，還是從心理上來看，女人的一生都在不斷流血，因此，中醫一直強調「女子以養血為本」。

女人若是身體中缺血，就會出現皺紋早生，臉色枯黃等症狀，而且還會加速衰老。還有一些女性會覺得四肢麻木，而且月經量非常少，甚至會有閉經的現象。

在人體的五臟六腑中，肝臟可以養血。《素問・靈蘭秘典論》中有一句話能夠生動描述出肝臟的作用：「肝者，將軍之官，謀慮出焉」。這句話說明：肝在五臟中屬於將軍的職位，而且是一位有智慧的將軍，能夠給其他五臟六腑「出謀劃策」。舉一個例子，人體本身就是一個巨大的戰場，肝臟是統帥的「將軍」，其他器官則是被肝臟支配的「士兵」。當外部的病毒和邪氣一起來襲，肝臟的責任就是要合理支配身體中的各個器官，率領大家一起抗敵。若是這個將軍不行了，就很難打勝仗。

如果說人體的各個器官都要各司其職，擔任「將軍」和「士兵」的職位，那麼這場戰爭中的武器是什麼呢？就是氣血。中醫講，肝藏血，也就是說平時氣血都是由肝臟來管理。另外，肝主疏泄，這樣就可以良好地調理血氣。就算將軍再勇猛，也不可能一個人去打仗，所以會把武器分配給大家。那麼要怎樣分配呢？就要借助於「氣」這個媒介，將身體中的血液分配出去。所謂「氣為血之帥」，這就說明了氣對血有一定的推動作用。

此外，中醫還有肝臟魂魄的說法。魂，也就是人的精氣神。如果肝氣變得虛弱，人就會變得沒有精氣神，也就是沒有活力。

有一個女孩，從十三歲的時候就開始來月經，她的媽媽說女兒最近這半年的月經量非常少。於是我仔細看了一下她，發現她臉色很蒼白。於是我讓她伸出手來看了看，發現她的手指指腹扁平，手掌也是厚而無力的類型，彈性差，指甲上也沒有泛白的小月牙，只有大拇指上依稀看見一點小月牙。

看到這些情況，我的心裡已經有數。於是我對她說：「如果沒有猜錯，妳還時常眼乾、口澀。」她想了一會兒說：「是有一點。我一開始以為是自己天天在家裡畫畫，眼睛過度疲勞才這樣。」我分析，這位女孩長時間集中畫畫是一部分原因，更重要的問題在肝臟，明顯是肝氣不足的表現。按道理來講，十多歲的女孩並沒有生過孩子、沒有得過大病，生理週期也正常，那麼臉色應該是紅潤有光澤的，但是她的情況卻恰恰相反，就像是一株缺乏陽光和水分的植物，風一吹就倒了似的。幸好這位媽媽帶著女兒及時過來治療，若是產生了閉經，時間長了，就會導致子宮和卵巢的萎縮，以後還有可能導致不孕不育。

聽到我這樣說，她媽媽就開始緊張，問我該怎麼辦。於是我告訴她，肝不好，養肝即可。春季是養肝最好的時節。飲食上，要少吃酸味的食物，多吃甜食。五色中，青色的食物能夠幫助肝氣循環，消除疲勞，舒緩肝鬱，因此可以多吃一些青色的蔬菜，也可以多吃一些黑米、高粱米、紅棗、桂圓、核桃、栗子等食物。

其次，養肝還是要多運動。肝主筋，筋主要管理人體的行動和運動，所有運動也是養肝的一種方式。可以散步，可以踏青，可以打打太極拳，這樣都可以舒筋活血。我推薦一種可以養肝的「噓」字功：兩腳自然分開站立，採用腹式呼吸，用鼻子吸氣，然後用嘴將氣呼出來。吸氣的時候輕輕地合上雙唇，舌抵上顎，呼氣的時候收緊小腹、提肛，同時發出「噓」音。要注意的是音調長而均勻，使氣呼盡，然後閉目養神。按照上面的方法，每天早上和晚上各做一次，長期堅持，那麼一定會有非常好的效果。

其實，生活中很多年輕女孩都喜歡待在家裡，不出門，還有一個專用的網路名詞叫「宅女」。但宅在家裡也要有個限度，宅多了身體可是要出問題的！美麗的女人是用血養出來的，而肝臟是身體中最大的一個血庫。所以，要好好保護肝臟，這樣的女人才會幸福。

補肝血，一帖豬肝枸杞淮山湯

對女性朋友來說，「貧血」這個詞一定不陌生，例如，有的人蹲下再站起來時會覺得頭暈，出現這種現象時，多會疑惑：「是不是貧血了？」在很多人看來，既然是貧血，吃點營養豐富的食物就可以，到底是不是這樣呢？

下面就來具體介紹一下。其實，貧血是西醫的說法，西醫提到的貧血指的是循環血液裡面的紅血球數量減少到正常值以下。中醫提到的血虛為：血液量不足，或是血液營養、滋潤功能減退導致的病理變化，如手腳無力、頭暈、精神不振、易疲勞、臉色萎黃等。

相對於貧血，中醫的血虛包含範圍較廣，可以將西醫中提到的貧血納入範疇。血液為人體生命活動的基礎物質，有著人體所需一切營養物質，能夠滋養全身各個臟腑組織。

血虛即血液生成不足，血液不充足，臟腑功能就會隨之降低；臟腑生理功能受影響，不但會進一步加重血虛，還會導致抵抗力下降；抵抗力下降，外邪、疾病就容易乘虛而入。

若未及時調理血虛症，就會形成血虛體質，再想改善就難上加難，需要進行長時間調理。血虛與血虛體質之間是有界限的，血虛症狀較輕時，只要補充足夠的營養物質，調養造血、藏血、行血的臟腑，即可促使其短時間內恢復至正常狀態。

若肝血消化太過，而且未能進行及時補充，血虛症狀就會進一步惡化，久而久之，形成血虛體質，身體狀況也愈來愈差，調理改善的難度較大。所以，在此提醒患者，一旦發現自己氣血不足，就要及時採取措施，以免血虛加重，對身體產生負面影響。

血虛、血虛體質都可以從患者出現的不適感、身體不適症等方面是否經常反覆等進行區分。如果出現頭暈眼花、心悸失眠、手腳發麻等症，補充一定量的補血食物調整身體後，症狀就會得到改善，說明患者出現的僅僅是血虛症。

如果這種症狀持續的時間較久，進行調理後效果不明顯，說明已經發展為血虛體質，應當考慮採用補血生血藥物來調理身體，或是通過食療的方法補養身體。

從血虛發展到血虛體質是個漫長的過程，一旦發現血虛症必須及時調理，防患於未然。血虛患者可以通過食療進行調理，不但簡單有效，還能避免對身體產生毒副作用。

以下推薦一款豬肝枸杞淮山湯，具體烹調方法為：取豬肝半個，枸杞三十克，淮山（山藥）半根，精鹽適量。山藥去皮後清洗乾淨，切成片狀，放到鹽水中浸泡，以免發黑；豬肝清洗乾淨後切成片狀，反覆放到清水中沖洗乾淨，去掉裡面的瘀血；枸杞祛除雜質後清洗乾淨。上述食材一同放到砂鍋中，倒入適量清水，開大火煮沸，再轉成小火繼續煮二十分鐘左右，至豬肝、山藥熟爛，調入適量鹽即可。

從中醫的角度上說，腎精和肝血之間可以互相化生，所以可以通過補腎來補血生血。例如，經常吃山藥能夠補腎生精，促進氣血生化，而且山藥還可健脾強胃，改善脾胃虛弱之症。脾胃為氣血生化之源頭，脾胃功能強健，氣血自然可以不斷生化。

中醫裡有「以形補形」之說，豬肝與肝相似，所以有養肝補肝之功。現代醫學研究證明，豬肝中含有豐富的鐵、磷，為造血的必需原料，所以適當吃豬肝能夠治療貧血。枸杞補肝腎，不但利於滋陰補血，還可以強身健體。

說到這裡相信大家也看得出，補血不僅僅是吃點營養的東西就可以，食療是否可以補血生血，關鍵是看所吃食物的方法、種類是否得當。除了飲食調理，生活、起居也要規律。

排毒養顏，規律作息是關鍵

民間有「男靠吃，女靠睡」的說法。睡覺對於女人來說，是最好的美容法。如果用心觀察，就會發現身邊那些皮膚很好、看上去很有光澤的女人，睡眠都非常充足。

數年前，很多網站和報紙上都報導了這樣一則消息：復旦大學女博士于娟剛剛從瑞士留學回來，工作一年以後，發現已是乳癌晚期。一年多來，出生入死，經歷了多次化療，最後身體產生了抗藥性，無奈撒手人寰，走的時候還留下了一個一歲大的兒子。

在她化療期間，曾經嘔心瀝血寫下「活著就是王道」的日記，用生命告誡著無數的網友。在日記中，她總結了自己罹患癌症的所有原因，其中有一條就是很多年都睡得很晚，或者是備考、準備工作。近十年來，很少有在十二點之前睡覺的情況，特別是在考試的時候，通常會有好幾個晚上不睡覺，通宵看書，臨時抱佛腳，然後通過考試。

以前，她還經常拿自己的這個招數來炫耀，卻不知道正是這招害了自己。在瑞士留學期間，為了賺足學費，她早上四點鐘就起床去賣報紙，而且還兼職很多工作……回過頭來，她分析了過去的一點一滴，正是自己的晚睡和經常熬夜，還有早上起床過早，身體逐漸衰弱才導致今天的病症。就像是一輛汽車，平時碰碰撞撞，不好好進廠維修，一踩油門就徹底地瘋跑半個月。一年這樣四、五次，就算汽車是鋼筋鐵打的，被這樣折騰，開不了幾年就會報廢了。

再看看身邊很多女性朋友，經常是一邊用著昂貴的化妝品，還經常抱怨皮膚衰老得太快；而另一邊是沒日沒夜地工作，晚上經常出沒一些KTV、酒吧等地方，就是這樣極端的生活方式，才使皮膚變得愈來愈差。

其實，每個人的體內，都有這樣一座時鐘，它無時無刻在調節著我們的睡眠。白天，它讓我們醒來就可以忙碌地工作和學習，但是晚上我們就會變得非常疲勞，想要睡覺，這時候投入睡眠就可以緩解我們一天的疲勞。人體中的生物鐘一旦亂掉，不能正常運轉，人就容易出現健康問題，到了最後就會折壽、早衰、死亡。例如人體中的各個器官都會在短時間降低性能，而且絕大多數是可以緩解和恢復的，例如，熬夜太多，眼球就會充滿血絲，但我們可以用睡眠來調節這種情況；長時間的疲勞過度，會出現黑眼圈，需要適當休息；若舌苔發白，表示胃不舒服，這時候可以調節飲食；精神長期處於緊張的狀態，很有可能導致心理不平衡，這時候可以緩解一下心理的壓力等。長期生物時鐘顛倒，身體的免疫力會大幅下降，癌症的發病率會增高。所以，及時調節生物鐘是非常必要的。

生物鐘顛倒了，還有可能會導致荷爾蒙分泌異常。因為生物鐘是由內分泌系統來調控的，一旦顛倒，就會導致內分泌系統紊亂，導致荷爾蒙分泌不正常。

我看過這樣一篇報導，英國曾經出現一個內分泌紊亂而長出鬍鬚的女子，長時間的生物鐘顛倒，就很有可能造成身體各個機能，包括生育能力下降。

《黃帝內經》中提出了適應時辰變化和作息的建議。後來，營養學家又創辦了十二時辰養生法，將一晝夜分為子、丑、寅、卯、辰、巳、午、未、申、酉、戌、亥十二時辰，對應著人體心肝脾肺腎等器官。若是不按照時辰睡覺，隨意改變睡眠時間，或者經常熬夜，甚至不睡覺，身體就不可避免會出現問題，對內臟造成無法挽回的傷害。

自然界中春夏秋冬、寒暑的交替，組成了一年的光景，人體的養生睡眠與自然界也是息息相關的，也是由四個時段來完成——亥、子、丑、寅。這四個時辰對應的是世界的輪轉，因此必須睡好養生覺，這是一個必須遵循的規律。但是，這並不是說睡覺的時間愈長就愈好，而是需要嚴格遵守睡眠的時間，下面就是需要嚴格地遵守時間的理由。

亥時（晚上九點～晚上十一點），從中醫上來說，是人體陽氣最為衰弱、陰氣最旺盛的時候。亥時進入睡眠的狀態，就像是動物冬眠一樣。在亥時中睡眠，「人臥則血歸於肝」，氣血會回到肝臟，血液都回到肝臟中重新調整，重新過濾和培養血液，百脈才可以得養生息，第二天才可以「足受血而能步，掌受血而能握，指受血而能攝」，這對減輕壓力、放鬆精神和內分泌的自我調節修復，都有很好的作用。

子時（晚上十一點～凌晨一點），人體的生氣在這個時候是最弱的。但雖弱，確也非常有活力，此時是氣血流經膽的時期，膽最旺，但是腎最弱。那些晚上不睡覺，尤其喜歡熬夜加班、不注意時辰睡覺的人，肝功能很容易受到損害。想要腎好，千萬不能在最虛弱的時候刺激它。同時，子時裡血在膽。膽經也在「值班」，它的工作就是發陽氣，膽經攜帶著五臟六腑的陽氣開始慢慢上升，機體進行內在的自我修復，因此，這是一個萬象更新的時刻，所以在這個時候一定要進入睡眠。凡在子時能夠入睡者，第二天早上醒來之後，頭腦都會很清醒，氣色也會非常紅潤。而那些經常晚上十二點多才上床睡覺的人，甚至是過了十二點還在工作、學習、玩樂的人，臉色看起來總是青白色的，甚至會因為膽汁沒有辦法正常新陳代謝而患有膽結石等疾病。

丑時（凌晨一點～凌晨三點），丑時的血液在肝臟，肝經開始上工，這也是肝臟休息的最佳時期。肝臟是身體中最重要的解毒器官，「肝為罷極之本」，非常怕勞累。這個時候如果還在工作，日積月累，肝臟肯定會發生一系列問題。其中，肝膽炎和一些皮膚問題是最常見的病症。尤其是空服員、醫護人員、藝術創作者等經常熬夜的人群，這些人的睡眠時間與自然規律相反，所以都無法讓肝臟獲得充足的休息，這樣就容易產生肝膽火熱的後遺症。女性如果出現月經提前、色鮮紅、量很少或者是遲遲不來月經的現象，表示肝臟已經出現了問題，此時最應該做的，就是及時調整睡眠時間，照顧好肝臟。

一般常說，子時是春生覺，丑時是夏長覺，丑時一過，就是寅時（凌晨三點～凌晨五點）。此時，心肺的功能都在啟動，血液在肺部，輪到肺經開始值班。為什麼許多心臟病患者都是死於半夜三、四點鐘？這個道理在中醫的理論中已有解釋，因為寅時氣血都到達肺部，肺是人體中的「宰相」，它的職責就是產生大量血液發送到肺腑之中，保證其他臟器補充能量，這個時候的睡眠，也正是收穫氣血最重要的一個階段。就像秋天一樣，是一片豐收的景象，五臟六腑都在享受著豐收的喜悅。這時，如果還睜著紅透了的眼睛不睡覺，肺部就會失去原有的功能，臟腑也收不到補充的血液，冬天沒有糧食，最後只能挨餓。

這樣，在子、丑、寅、卯這四個時辰中，如果睡了一個好覺，就可以說是氣血大豐收！

前面已經詳細說明了熬夜的危害，也知道了按時辰睡眠有什麼好處。記住，每天晚上十一點之前上床睡覺，就可以讓你神清氣爽自然美！

腎是女人健康美麗泉源

腎臟是女人健康和美麗的泉源，女人的年齡體現在腰部兩側。因此腎健康，女人才會容顏美麗、光彩照人。

說到腰疼，很多人第一反應就是腎不好。腰疼和腎不好之間的確有一定的關聯，不過我所說的腎，並不等同於腹膜背側、左右各一個、比拳頭稍大、主要功能是過濾血液中的廢物、製造尿液的「排水處理場」的腎臟，而是指生殖系統和先天精氣。

腎為先天之本，最主要的功能是藏精，並產生大量的元氣。那麼，腎精是什麼呢？聽起來很虛，但是它能夠轉化成人體所需要的一些物質，例如唾液、血液、消化液、內分泌液等。若是腎精不足，身體的元氣會大大虧損，白帶也會變得清稀，嚴重的還會出現閉經、月經不調、痛經、腰膝酸軟、眩暈，甚至有的時候會出現性冷淡、不孕不育、早衰、更年期提前等病症。

聽起來很恐怖，事實上也的確如此。最近，很多女性朋友都跟我說，自從生完孩子後，身體好像和從前不太一樣了。如果飲食寒涼，加上長期在寒冷的環境中工作，很容易腎虧，最後會早衰。腎臟是女人健康和美麗的發動機，幼兒期腎虛會造成發育遲緩；青春期腎虛，會導致初潮延遲，月經稀少；成年後會導致不孕不育；更年期時會導致骨質疏鬆和心律不整等症狀。

腎氣的強弱，在眼瞼和頭髮上表現得最明顯。女人腎氣最盛的時期是二十歲出頭，到了二十五歲之後，就開始漸漸衰退。如果用力梳頭，頭髮掉落明顯多於以前，再加上晨起時眼瞼水腫，說明腎臟功能正在減退中。

仔細分析一下就知道。過去的女人生完孩子沒多久就下田農作，大多數女人一生中都會生好幾個孩子，活到七、八十歲都沒問題。現在的女人生一個孩子後，就發現自己的身體差得不得了。仔細想想，也對，現在年輕女性的腎虛大多由脾陽虛引起，因為女性本身陽氣就是比較虛弱的，再加上生活壓力非常大，工作繁重，長期處於緊張狀態，情緒不能適當渲洩，就會造成女性脾胃功能轉弱，時間久了，會出現各種問題，如怕冷、沒有食慾、消化不良、無精打采等。當女性的腎長期處於虛弱狀態，還會引起腎陽虛。隨著年齡的增長，長久積病或者房事過度，腎精便逐漸減弱，人體的腎氣和血氣失衡，一系列的腎虛狀況就會相應出現。

那該怎麼辦呢？如果發現自己很怕冷，必須在飲食上注意吃一些羊肉、牛肉、韭菜、辣椒、蔥、薑、龍眼等溫補的食品，這樣便可以一物剋一物。

如果起床時發現臉變腫、黑眼圈加重、臉色蒼白沒有血色，在臨睡前就少喝一點水，導致眼瞼發腫的原因就是喝水太多。另外，可以再做一次健腎操，這種操很簡單：站立，雙足平行，距離與肩膀同寬，目光平視，雙手自然下垂貼在腿上，手指自然張開，此時提起腳跟，連續呼吸九次以後再落地。

如果發現自己非常容易失眠、渾身燥熱、注意力難以集中，那麼一定要節制性生活。另外，在飲食中可以常吃一些鴨肉、甲魚、藕、蓮子、百合、枸杞、木耳、葡萄、桑葚等食物。這樣就不會每天晚上為了睡不著覺而煩惱，更不用擔心白天工作精神不集中。

如果發現自己的頭髮過早脫落，或者變白，而且變得非常稀疏，沒有光澤，那麼在腎經當令時，就是每天晚上七點之時，可以揉搓八髎（可見P2穴位圖）三十分鐘。搓八髎時，要讓腰部受力，從後腰上面慢慢滲透到肚臍四周和一些關元的部位。只需要一個星期左右，頭髮就不會再大量脫落。

有一個患者聽了我的建議之後，覺得這樣的做法太麻煩，想問能不能吃一些藥或者保健品會更方便。

我告訴她，腎，就像是自己心愛的汽車，關鍵在於如何保養。並不是說今天車子有了毛病，就到修車廠去修一修，修好之後就不注意保養，這樣即使再好的汽車也禁不起磨損。

護腎最關鍵的是日常保健，不能夠將希望寄託在藥物或是保健品上。許多止痛藥、感冒藥和中草藥都會引起腎臟毒性反應，不要不經醫生的提醒就擅自服用，否則很可能在不知情下傷害了自己的腎臟。

平時飲食不可以暴飲暴食，暴飲暴食只會加重腎臟的負擔，經常如此，就會損害腎臟，那些本來就患有腎病的人更應該要注意。

例如，不能夠因為麻煩就不大小便、憋尿。憋尿非常不利於腎臟健康，因為尿液若是長時間停留在膀胱中，很容易讓細菌繁殖，這樣細菌就會通過膀胱、輸尿管，從而感染到腎臟，造成腎盂腎炎。

同時還要遠離重金屬物質，如鉛、鉻、汞等重金屬，苯、甲苯、酚等有機溶劑以及蛇毒、生魚膽、毒蘑菇等生物毒素，這些都是損害腎臟的物質，要避免和這些物質接觸，若是由於工作原因必須接觸這些物質，一定要做好防護措施。

工作上會接近有毒物質的人，最好是半年或一年就要做一次尿常規、腎功能和超音波檢查。女性懷孕會讓腎臟的負擔加重，因此更要檢測腎功能。

腎不好，容顏易衰老

一次同學聚會，餐桌前大家閒聊之際，有位女同學突然過來，跟我說最近覺得自己比以前衰老很多，臉色無華、暗沉，頭髮也變得很乾枯。

雖然這位同學年僅三十，但確實比其他同齡同學顯得蒼老很多。我問她有沒有什麼覺得異常的地方？她回答說，經常會覺得口乾舌燥、皮膚瘙癢，常常失眠，即使睡著了也睡不安穩，夢一場接著一場做，做什麼事都覺得無聊。

我問她平時的工作壓力是不是很大？她說的確如此。她是一所高中的高三導師，平日常為學生們著急煩惱。熬到了暑假，想著終於可以好好地放鬆一下，可沒想到，放假的那段時間，即便每天維持八小時的睡眠，按時吃飯，生活過得非常規律，症狀卻仍然沒有緩解。聽到這兒，我便告訴她，她很可能是腎虛。

對於一個年僅三十的女人來說，還沒有到容顏完全失色的地步，很多三十歲的女性仍舊像二十幾歲的女孩那樣美麗動人，臉上完全看不到一絲歲月的痕跡，主要是因為她們身體健康，腎功能強健。

但這位同學卻因為腎虛喪失了美麗，提前衰老，應了古人那句「男怕傷肝，女怕傷腎」。很多女性認為腎虛是男人的事，實際上，女性由於受到生理和病理等因素的影響也常為腎虛所困擾，而且女性腎虛的機率不比男性低。

對女性來說，腎功能的強弱對於保持身體活力、美容養顏、強身健體等均有非常重要的作用。女人的一生會經過月經、懷胎、分娩、哺乳等生理過程，再加上生活和工作壓力，使得腎精更加不足。

補腎是女人美容的必要階段，只有腎臟健康，才能夠確保氣血充足、容顏煥發，臉上的瑕疵和衰老痕跡會隨著腎氣的增強而慢慢褪去，腎臟才是唯一一個能讓女人重新煥發青春魅力的器官。

女人若能及時補養腎臟，增強腎臟動力，就能有效延緩衰老，保持十足魅力和青春活力。我囑咐那位同學平時要適當增加補腎食物的攝入，同時服用適量補腎中藥，如金匱腎氣丸、六味地黃丸、知檗地黃丸等，並且一定要懂得為自己紓壓，積極樂觀一些。那位同學調理腎臟和精神一段時間後，氣色果然大好，看上去更有活力，也更顯年輕！

腎氣足，充滿女人味

腎在五行中屬水，位於五臟的中下方，藏著腎精，為身體提供火力。腎主藏精，生產元氣。滋潤身體的一切物質，如唾液、血液、消化液、內分泌液等，皆需腎精生產。腎精的量是有限的，一旦不足，身體便會元氣大虧，白帶清稀、無月經或月經不調、痛經、腰膝酸軟、眩暈，甚至性冷淡、不孕不育、早衰、更年期提早等。

想要不生病，應當想辦法讓體內心火向下走，這樣心火就可以和腎水交融，溫暖腎水。心火不過熱，就不會蔓延；腎水不過涼，便不會氾濫，進而達至平衡。此即為心腎相交。

我有一位朋友，才三十出頭，由於腎虛，腎水不能約束心火，心火上竄，額頭長出很多痘痘，口中乾苦，口腔潰瘍。晚上躺在床上的時候覺得胸口煩熱，夜尿增多，睡不著又睡不好。

女性腎不好，卵巢、子宮就會缺乏營養，進而衰退。此外，腎不好的女性，特別是水行女人，容易乳房瘦小，臀部塌癟，腿部堆積毒素、脂肪，頭髮開叉、斷裂、變白；頭暈，思維不敏捷；聽力下降、耳鳴；體力欠佳，稍微勞累就腰酸背痛；經常後腳跟痛。

我告訴朋友每晚六時半至七時半按摩腎經、心包經，按至每條經脈發疼發脹為止。可順著經脈查找痛點，皮下出現條索、硬塊的地方應當加大力度按揉，將條索和硬塊揉開，至痛點不痛，即可打通經脈。

連續調理一個星期之後，朋友的口腔潰瘍即癒合，也不再夜起。一個月之後，胸口煩熱消失，躺到床上能迅速入睡，額頭上的痘痘也消失。整個人的思緒變得清晰很多，工作效率也跟著提高。

還有一位朋友，每天早上起床都會發現自己掉了很多頭髮，常常頭暈，月經量減少，面對自己的老公常常表現得性冷淡。

實際上，她所表現出的這些症狀都和腎虛有關。之後，我讓她每天晚上七時用五行養生油搓八髎半小時。搓八髎的時候，應當能夠感受到腰部熱力從後腰一直滲透至前面肚臍眼周圍和關元穴處。持續按摩一個星期後，她就不再掉髮，性冷淡也得到了改善。

身體所需營養皆由腎精產生，女人的記憶力、思維能力、白帶、月經、生育、性慾等皆與腎精相關，因此，只有保持腎精充足才能確保完善。

減肥瘦身先補腎

幾年前的一次聚餐，我看到了曾經被全校同學追捧為「校花」的同學，聚會那年距離畢業已經有十年的時間，同學已經三十五歲，卻一點都看不出當年的風姿。她比之前胖了近二十公斤，後來大家在一起閒聊，她便將內心的煩悶訴說出來。

原來前幾年她嫁給了一個經營房地產的老闆，嫁過去之後過著錦衣玉食的生活，但是自從生了孩子，體重一路飆升，三年的時間就胖了二十公斤，著實嚇了她一跳。之後每天都要照顧孩子，忙裡忙外，飲食量不大，可就是不知道為什麼體重不降。

從中醫的角度上講，肥胖主要為痰、濕、滯所致，進一步說就是氣虛所引發。俗話說得好「血虛怕冷，氣虛怕餓」。血少的人身體易冷，而氣虛的人容易饑餓，剛吃過飯還想吃。下面就教大家一個簡單、適合此類肥胖女性的減肥方法：黃耆泡水法。

每次泡黃耆水的時候放入十幾片黃耆就可以了，晚餐一定要少吃，可以喝些桂圓、紅棗水，紅棗要炒黑的，這樣就能夠避免出現飢餓感，而且紅棗和桂圓還有補氣的功效。

平時還可適當吃些海蝦，也可補氣、補腎，將氣補足之後，就能夠控制好飯量，不會再頻繁出現饑餓感。持續實施上述方法一段時間之後，體重就會逐漸減輕。

對於像我這位同學，吃得比較少、體重卻不斷上升的女性朋友來說，很可能是血虛。我建議這些朋友平時可適當增加攝入鱔魚、黑米、海蝦等食物，這樣身體的氣血便會充足，氣血充足，身上的贅肉便可逐漸消失。

女性朋友在持續飲食療法的同時，還可配合按摩方法，以達到更好的減肥效果，具體做法為：每天早上起床後，搓手臂內側肺經一百次，注意要來回慢慢搓；之後搓大腿上的胃經、脾經各五十次，可以有效促進胃腸道的消化、吸收功能，同時促進排便，將體內的毒素、廢物排出體外。中午的時候先搓手臂內側心經一百次，也要慢慢來回、上下搓，之後搓兩側腎俞穴（雙手叉腰，四指在前，拇指在後，拇指點按處）一百次，中午的時候人體陽氣最盛，此時為補腎、強腎的最佳時機，按摩腎俞穴就是最好的方法。每晚睡前可按摩手臂外側中間處的三焦經，來回揉搓一百次，可有效緩解全身臟器疲勞，提高睡眠品質，也是非常好的補血之方。

我的同學按照上述方法做了半年多之後，真的瘦了不少，免疫力也增強許多。

補養腎氣，小女孩長大了

如果一個小女孩腎陽不足，就會出現尿床、頭髮萎黃稀少、筋骨痿弱、發育遲緩、長牙晚等一系列狀況。身體發育明顯比同齡孩子遲緩，有時候還會出現智力低下的狀況。

我們社區裡有一個小女孩，已經五歲，叫苗苗，五官長得非常清秀，也非常討人喜歡。唯一美中不足的是，她的頭髮非常黃，而且很稀疏，所以大家都叫她黃毛ㄚ頭，說她是因為「營養不良」才這樣。她的媽媽聽到這樣的話很不開心，這個年代，還有誰家的孩子會營養不良呢？有也是營養過剩。

有一天早上，我去菜市場買菜，碰巧遇到了苗苗的媽媽，於是就說起這件事。我說，頭髮黃和人體氣血是有關係的，氣血充盈，頭髮才會變得光亮潤澤，氣血不足，頭髮就是乾枯毛躁的。她媽媽問，那應該怎麼辦呢？要不要再給孩子買一點營養品？我說，根本不用這樣，其實最好的營養品就是食物，在飲食上，讓孩子多吃一些養腎、補血的食物，只要堅持一段時間以後，就會好轉。而且孩子現在正是生長發育的時候，身體的新陳代謝也非常強，因此根本沒有必要吃補品。

於是，每天早上全家人在喝粥的時候就給苗苗喝核桃粥和芝麻粥，如果吃膩，可換成核桃黑芝麻米糊。每天，她家的餐桌上都會有豬肝、菠菜、紅棗等補肝血的食物，吃完飯以後，還會吃一些新鮮水果。另外，不管工作多忙，她媽媽都會抽出時間來給苗苗梳頭髮，經常梳理頭髮，能夠有效促進頭部的氣血循環，這樣頭髮就可以得到氣血的滋養，變得烏黑亮麗。

像苗苗這樣，頭髮乾黃稀少、身材矮小，其實就是因為腎虛。有很多人都會說，補腎不是男人的事情嗎？怎麼小女孩也需要補腎呢？《黃帝內經・素問・六節藏象論》中有提到「腎者，主蟄，封藏之本」，這句話就是說，腎主封藏，也就是人體精氣集中歸藏的地方。腎是人的先天之本，如果一個人腎虛，人體的精氣就沒有辦法實現統攝。可見，腎是一個人健康的根基，無論男女，腎都是非常重要的。

我常常告誡那些正準備懷孕的女性，至少在懷孕前半年就要將煙和酒全部戒掉，然後要養成良好的生活習慣，並且要堅持每個月都要健身，這樣準備半年，生出來的孩子才會健康。

如果腎陽氣不充足，整個人就會失去原有的活力。《紅樓夢》第三回寫過這樣的一段話，眾人一見到林黛玉身體面龐「怯弱不勝」的時候，就知道她先天存在「不足之症」。林黛玉自己也承認：「從會吃飲食時便吃藥」，請過很多名醫來醫治，但就是不見效。可見，一個先天氣血不足的人很難健康成長。

從孩子出生後可以吃東西開始，媽媽們就要注意給孩子補腎，雞蛋可以說是補腎最好的食物了。七個月的寶寶可以適當吃一些蛋黃。蛋黃性平味甘，是補脾胃最好的食物。而且蛋黃更容易被寶寶吸收，對於補養腎氣、強健骨骼都有很好的療效。另外，蝦也是補腎最好的食品。中醫上認為，蝦性溫味甘，能夠補腎香氣，剝掉蝦殼，剁成蝦泥，是最適合寶寶的食物。

慢慢地，孩子開始長大，可以給孩子吃的食物也變得多種多樣，這時候可以讓孩子攝取各種各樣的食物，這樣才能維持營養全面，不挑食。多吃一些豬肉和豆類食物可以補腎氣。《黃帝內經・素問・金匱真言論》中有這樣的說法：「腎……其味鹹，其類水，其畜彘，其穀豆」，豬肉和豆類都是補腎養氣非常好的食物。另外，山藥、豬蹄筋、豬骨髓、鱸魚等也都有補腎的作用，可以多吃。

女孩子要少吃甜食和冰淇淋。《黃帝內經・素問・生氣通天論》中說：「味過於甘，心氣喘滿，色黑，腎氣不衡。」可見，吃太多甜食有損腎氣。冷飲是寒涼的食物，寒氣侵入身體的時候，不但會轉化成濕邪，也會影響腎臟的正常功能。

等孩子慢慢長大，上幼稚園、小學的時候，建議各位父母不要給孩子太多壓力，我們一般所說的「用心」在中醫上稱為「用神」。《黃帝內經・素問・六節藏象論》中說「心者，生之本，神之變也」。神與心有很大的關係，而心主要管理的是血脈，心臟的氣血充盈，五臟六腑才可以正常運行，這樣就可以保證「神」的產生。

如果想讓孩子學習成績好，就要在「神」上多給孩子加油，多給孩子吃一些補氣血的食物。氣血是通過水穀精氣的運化而產生，因此要給孩子多吃一些紅棗、桂圓、花生等補氣血的食物，可以將這些食物煮成八寶粥，既容易消化，又可以起到補血強身的功效，一舉兩得。平時，家長可以給孩子多吃一些肉、蛋、奶、豆腐、魚等補腦的食物。特別是魚，營養含量非常豐富，便於消化，是孩子補腦最好的食物。

有一些孩子非常膽小，六、七歲了，還要跟父母睡在一起，自己單獨睡覺的時候要開著燈才可以睡得著。媽媽見到人就會說：「這孩子膽小。」其實，膽小只是孩子外在的一種表現，從中醫的角度上來講，膽小是腎虛的一種表現。中醫有「在臟為腎……在志為恐」的說法，這句話就是說恐為腎之志。如果腎氣充足，五臟六腑就會得到很好的滋潤，從而膽氣豪壯；但是腎氣不足，五臟六腑便會失去滋養，功能低下，自然會表現出膽小害怕的症狀。

此時可以給孩子喝一些小米粥、大骨湯、芡實山藥粥等，這些都是補腎的最佳食譜。只有腎氣充足，孩子才不會膽小怕事。

第五章

脾胃虛，痰濕生，脂肪浮腫不易消

脾統血，脾好血行就規律

脾位於人體中焦，左腹部下方，形狀似鐮刀，脾和胃同處於中焦的位置，為人體消化系統的主要臟器。氣血養生的過程中，脾為其中的重要臟器，脾胃不好，就會誘發氣血不足，身體健康也會跟著受影響。

記得有一次同學聚會，陪我一起去的同學吃完東西後跑了幾次廁所，渾身無力，臉色蒼白、透著暗黃，我問她究竟是怎麼回事，她說自己昨天晚上吃壞了東西，我拿出一包紅糖薑片茶，讓她沖服下去，沒過一會兒，同學的臉色就好了些。生活中，我們常常會看到這種現象：一個人生病了，卻還非常能吃，醫生就會說沒有大礙，因為脾胃對氣血之攝納來說非常重要，能吃飯，說明氣血補充充足。

脾主運化，能夠將水穀化成精微物質，同時將精微物質運輸至身體各個部位。脾的運化功能又分為運化水穀、運化水液兩方面。

其中，運化水穀即對食物進行消化、吸收，食物進入胃後，小腸會消化、吸收食物，這個過程要依賴胃的運化功能，把水穀轉化成精微物質。而且還要依賴脾運輸、散精的功能，進而將水穀精微輸送至全身。脾運化水穀精微的功能旺盛，機體消化功能才能健全，才可化為精、氣、血、津，為人體提供充足的營養物質，進而營養臟腑、四肢百骸、筋骨皮毛等組織，維持正常的生理活動。反之，如果脾運化水穀精微功能衰退，即脾失健運，機體消化吸收功能就會失常，進而導致腹脹、便溏、食慾下降，誘發倦怠、消瘦、氣血生化不足等。運化水液又被稱作運化水濕，即水液的吸收運轉、散布，也就是運轉、布散被吸收的水液，將水穀精微中的多餘水分輸送到肺、腎之中，通過肺腎之氣化功能轉化成汗液、尿液排出體外。所以，脾運化水液功能旺盛，可以防止水液停滯於體內，即防止濕、痰等病症生成。反之，脾運化功能衰退，一定會導致水液停滯體內，進而產生濕、痰等病理產物，甚至誘發水腫。

脾統血之功即脾可以統攝血液在靜脈裡循行，避免溢出脈外。脾可以包裹血液，避免血溢，脾之統血功能以脾主運化為基礎。脾氣健運，則氣血充足，統攝力強，血行脈中，卻不會溢到脈外。所以《濟陰綱目》中提到：「血生於脾，故曰脾統血。」如果脾失健運，脾氣虧虛，統攝無力，就會導致血溢出脈外，主要表現為：吐血、衄血、便血、尿血、皮膚出血、經量增多，甚至崩漏。

脾統血和肝藏血之間有著一定的關聯，血液的生成要依靠脾胃。既成之血，藏之於肝，依機體所需運行諸經。血液之行，要依靠心肺之氣作動力，肝脾之氣為約束。脾氣健運，則血液化生充足，肝有所藏；肝血充盈，行之於經，則脾有所統，兩者之間關係密切，相輔相成。

脾胃為後天之本、生化之源。後天有了脾胃滋養，人體才會更加健康。

脾氣弱，則食難化、痰濕生

現代人工作忙碌而緊張，喝水的時候常常是口渴了就拿出一瓶礦泉水或冰飲，一口氣喝上一大杯，有時候覺得心火旺，乾脆直接從冰箱裡拿出冰飲來喝。喝過冷飲之後，胃黏膜血管會立即收縮，整個脾胃功能都會下降。脾主運化水濕，為水液代謝之樞紐，脾依靠脾陽的動力將水分氣化，冰冷的飲品一下子進入到火熱的胃內，就會暴傷脾陽。一旦脾陽不足，氣虛無法運化水液，就會產生痰濁，全身水液的代謝速度變慢，喝下去的水增多，排出去的水變少，停留在身體中，導致肥胖，實際上是細胞間液水分增加。

脾氣的主要功能就是運化水液，一旦脾失健運，就會影響到食物和水轉化成人體所需要津液的過程。如果脾氣虛弱，很容易造成「津液不歸正化」，即形成痰濕。這樣一來，吃東西的時候，不僅食物難以吸收，而且還不能轉化為人體所需要的津液，對健康是不利的。這種症狀在中醫上又稱為「水濕」，如果長期下去，會讓脾臟功能愈來愈差，開始變得疲軟，容易出現腹脹、腹滿，還常伴有嘔吐感，食物更加難以消化吸收。

說了這麼多，可能有人會問，脾臟到底在什麼位置呢？脾位於左上腹、胃的背面，是人體中最大的免疫淋巴器官。在胃與膈之間，有很多的功能，例如造血、儲血、濾血、免疫等。一旦脾出現了問題，就好像是河流受到堵塞，如果短時間之內無法有效改變這種狀態，堵塞到一定程度，河流就會成為一條臭水溝，中醫上把這種症狀稱為「濁膩」，換句話說，也就是我們常提到的「濕」。

「濕」達到一定程度之後，身體會感到非常沉重，還會出現難聞的氣味，尤其是小腹，會覺得一天到晚滿滿的。哪怕只喝一點水，小腹也會鼓鼓的，而且持續很長一段時間不消。我們整個人一天到晚都會感覺非常疲憊，四肢也變得沒有力氣，之後出現食慾不振等情況，中醫上又稱為「納呆」「納差」。

可能這麼說很多人還是不明白，以下舉一個例子吧。夏天的時候，如果剛剛從外面回來，結果一下子喝了很多水解渴，就會馬上感覺到肚子發脹，而且半天都下不去，甚至還會出現噁心、想吐、心跳加快等情況。有一些人還會出現厭食、胃部難受等情況。由於這些情況和中暑類似，所以很多人都以為自己中暑了，其實要提醒大家，這並不是中暑，正是脾虛。

胃一旦受不了，就會表現得不想吃飯。這個時候，身體內部也會自行進行調節，因為只有這樣才能夠減少脾的負擔，這樣才能提供良好的時機讓脾臟恢復功能。

在《素問・陰陽應象大論》中有這樣的記載：「清氣在下，則生飧泄」。意思是說脾虛或者脾氣下陷很有可能會讓內臟下垂，例如胃下垂、腸脫垂等。而且，由於痰濕過重，會給腸道帶來很多垃圾，這樣會造成人體血液循環不暢，很容易出現便秘、便血等情況。

脾虛濕困者的主要表現包括：口內黏膩、口乾而不欲飲、小便少、舌體胖、舌質淡、舌苔膩。女性還可能伴隨白帶增多症狀，到醫院檢查消炎後症狀卻得不到緩解。如果自己無法進行良好的自我調節，不注意日常飲食，就會讓營養沉積在體內，造成肌肉缺少營養而消瘦、皮膚鬆弛，嚴重者甚至會造成肌肉萎縮、四肢無力。此外，由於脾虛易引起胃寒，這樣就會造成整個消化系統功能都不好，表現出吃不下東西，稍微吃些東西便肚子不適，最常見的問題就是大便不成形，中醫稱為便溏。

脾虛濕滯者，夏季時要注意將空調的溫度稍微調高一些，或是儘量少用空調。因為夏季時毛孔要開合呼吸，讓熱量隨汗液向外散發以降溫，如果不讓它散發則不利於水液和代謝物排泄，如此，水濕和熱氣會被憋在體內。

還要注意適度運動，因為運動有助身體排出濕毒的作用。

脾虛血色差，藥膳這樣補

氣血是女人美麗的根本，脾臟統領血液，脾虛則氣血不暢，女人的美麗就要大打折扣。女人的衰老從面容憔悴，乳房、臀部不再豐滿開始，而這些都和中醫說的脾氣虛有關。中醫認為，脾經循行時經過臉部、乳房，一旦脾氣虛弱，經過的臟腑、組織都要受累。此外，脾主肌肉，脾氣虛的人往往肌肉無力、體型不佳，所以從面容到體態的健康美麗與否都和脾的狀態有關，而脾氣強健的女人大多皮膚緊致、氣色紅潤。

女性是可以察覺自己脾虛的。首先是臉色發黃、頭髮枯槁、皮膚不滋潤。皮膚和頭髮的品質都是由蛋白質的吸收來決定，它們好像壁虎的尾巴，在生命難保的時候，首先會放棄尾巴這個最次要的器官。人體也一樣，一旦氣血虧虛、蛋白質代謝出問題，也會首先放棄頭髮、皮膚這些相對次要的器官，重點放在心腦腎上。所以，脾虛的女人老得快，女性一旦發現自己的容顏未老先衰，就要開始關注自己的脾。

脾虛的女人宜吃豆類食品。中醫認為，豆類性平、有化濕補脾的功效，尤其適合脾胃虛弱的人。但是，根據種類的不同，豆類的食療作用也有所區別。

一、豇豆

又名豆角，性平、味甘鹹，歸脾、胃經，具有理中益氣、健胃補腎、和五臟、調顏養身、生精髓、止消渴的功效。主治嘔吐、痢疾、尿頻等症，尤其適宜於糖尿病、腎虛、尿頻、遺精及一些婦科功能性疾病患者多食。

・魚香豇豆

材料：豇豆三五〇克、花椒一克、乾辣椒二克、薑十克、蔥十五克、蒜二十五克、辣椒三十克、糖三克、鹽二克、醬油二十毫升、醋十五毫升、香油五毫升、食用油三十毫升、黃酒十毫升。

做法：薑末、蒜末、蔥末、辣椒、糖、醬油、醋、香油拌勻調製魚香汁。主料豇豆掐去兩頭、洗淨，切成寸段。豇豆入鍋煮熟，撈出後放入冷水中，涼後撈出瀝乾。鍋燒熱，放入油、花椒、乾辣椒煸香後撈出。放入豇豆、黃酒翻炒至八、九成熟。倒入魚香汁中火翻炒入味，根據口味加鹽調味即可。

二、豌豆

又名荷蘭豆，味甘、性平，歸脾、胃經，具有益中氣、止瀉痢、調營衛、利小便、消癰腫、解毒之功效。主治腳氣、癰腫、乳汁不通、脾胃不適、呃逆嘔吐、心腹脹痛、口渴瀉痢等。

・香菇豌豆莢炒馬蹄

材料：鮮香菇（或乾香菇）三朵、豌豆夾一〇〇克、馬蹄（荸薺）六只、紅椒少量、蒜二瓣（剁成蒜蓉）、沙拉油、鹽、調味適量。

做法：香菇洗淨切片，豌豆夾去老筋撕成小片洗淨，馬蹄洗淨去皮切片。炒鍋燒熱下油，燒至五成熱，下蒜蓉炒香。下香菇、豌豆夾翻炒幾下，下馬蹄、紅椒同炒，可以加少量高湯，鹽調味即可。

三、毛豆

味甘、性平，入脾、大腸經，具有健脾寬中、潤燥消水、清熱解毒、益氣的功效，主治疳積瀉痢、腹脹羸瘦、妊娠中毒、瘡癰腫毒、外傷出血等。毛豆是黃豆的嫩豆，有豐富的卵磷脂成分。

・鹽水毛豆

材料：毛豆一斤，乾辣椒、花椒、薑片、八角、鹽適量。

做法：買回來的毛豆要仔細清洗，至少要洗三~四遍，先洗掉泥土，後洗掉浮毛，用剪刀剪掉毛豆兩頭。鍋中倒入清水，放入幾個八角、一些花椒、幾片生薑和幾個乾辣椒。大火燒開後，放入剪好角的毛豆，放入鹽開鍋後，中小火煮五分鐘，時間不要太久。五分鐘過後關火，用餘溫燜熟毛豆。燜好的毛豆帶湯盛入碗中，放入冰箱冷藏一晚後吃，味道更佳。

四、蠶豆

傳統醫學認為蠶豆味甘、性平，入脾、胃經，可補中益氣、健脾益胃、清熱利濕、止血降壓、澀精止帶。主治中氣不足、倦怠少食、高血壓、咯血、衄血、婦女帶下等病症。

・蠶豆鯽魚粥

材料：蠶豆九十克，鯽魚一五〇克，茯苓三十克，白米三十克，大蒜三十克，薑三克，鹽三克，植物油二十克。

做法：鯽魚去鱗、鰓及內臟，洗淨；起油鍋，放鯽魚，煎香鏟起；蠶豆、茯苓、生薑、白米洗淨；把全部用料一齊放入陶鍋內，大火煮沸後，文火煮一小時，再放入大蒜，煮十分鐘，調味即可。

五、扁豆

扁豆能健脾和中、消暑化濕，治暑濕吐瀉、脾虛嘔逆、食少久泄、水停消渴、赤白帶下、小兒疳積。

・醬爆雞蛋扁豆

材料：扁豆、雞蛋、薑、蒜、辣豆瓣醬、鹽。

做法：扁豆洗淨擇去老筋，斜切成段；薑、蒜切小片；雞蛋打散，滴入幾滴料酒和幾滴清水；鍋入少許油，將雞蛋炒至基本凝固後關火，然後用鏟子鏟成小塊；另起鍋入油，爆香薑蒜，倒入扁豆，翻炒至顏色略微變深，然後調入適量醬料翻炒；繼續翻炒至扁豆基本熟透，中途可加少許水；扁豆炒熟後倒入炒好的雞蛋，翻炒均勻即可，根據個人口味加鹽。

脾胃好，臉色膚色才會好

我時常聽見很多三十多歲的女人說自己臉色很差，頭髮也掉得非常厲害，早上梳頭的時候，地上會看見一大把頭髮。

其實這都是正常現象。《黃帝內經》中說：「五七，陽明脈衰，面始焦，髮始墮」，也就是說，三十五歲的女人陽明脈開始衰弱，出現臉色發黃、脫髮的情況。陽明脈就是胃經和大腸經。可見，這時候的衰老都是因為胃經和大腸經衰弱造成的。

《黃帝內經》中有「六經為川，腸胃為海」的說法，也就是說人體的三陰經和三陽經是涓涓細流，而腸胃經脈才是匯集這些細流的大海。要想人體的其他經脈氣血充足，臟腑功能正常，首先要確保腸胃的功能正常。俗話說「人老先老胃」，只有照顧好腸胃，才能改善衰老的狀況。

我們知道，脾胃是人的後天之本。人吃進去的水穀在胃裡經過消化，由脾轉化為精微，並將精微物質傳輸到全身，從而化生為氣血、津液，滋養全身。脾胃正常運轉，人才能生龍活虎。三十多歲的女人，脾胃功能會開始減弱，這時若再連續熬夜、吃飯不規律，將會變得雪上加霜，容易出現潰瘍。胃潰瘍不像長在皮膚表面的潰瘍，可以進行消毒處理，不到一個星期就好了。長在胃裡的潰瘍，只能用藥物治療。更重要的是，胃不是靠治的，要靠養。

養胃，首先要在飲食上進行調理。多吃容易消化的食物，少吃或儘量不吃生、冷、硬的食物。如果原本胃就不太好，又吃進去硬的食物，無疑是在傷口上撒鹽。飲食上還要注意少吃多餐，讓胃有時間、空間來消化食物，不要過量，也不要過餓，更不要毫無規律。

養胃還要有一個好的心態。凡事都要想開，過度勞累、過度生氣都會損害脾胃健康。

養胃還有一個秘訣，就是每天兩杯無糖優酪乳。優酪乳是牛奶發酵而成，營養和牛奶不相上下，但更容易被人體吸收。優酪乳有生津止渴、補虛開胃、降血脂、抗癌的功效。胃口如果不好，進食後就可能消化不良，造成氣血不足、身體虛弱，而喝優酪乳能夠促進津液產生，幫助進食的水穀運化，從而促進身體氣血的生成。只有氣血充足，臉上才會紅潤有光澤。

優酪乳中含有多種益生菌，不但能夠抑制腸道內產生有害細菌，還能夠幫助腸胃形成一道抵抗外邪的屏障，從而保護其他臟腑不受傷，防止衰老。常喝優酪乳，能夠提高身體抵抗外邪的能力，避免身體內堆積毒素，產生保健強身的作用。

另外，還可以多喝一些花草茶來調理脾胃。古人云「上品飲茶，極品飲花」，對女人來說，最好的飲料莫過於花草茶。調理腸胃我推薦茉莉花茶。茉莉花性溫，味甘、辛，還有和中下氣、理氣止痛的功效，可用於治療下腹痛。三十多歲的女人如果有口臭或者慢性胃炎，可以經常喝茉莉花茶，以提神解鬱，緩解腸胃不適。但火熱內盛、大便秘結的人不宜多服。

但凡身體出現異樣，在經絡學裡都可以找到相應的對策。胃經上起於胃口，下止於腳趾。所以，經常活動腳趾能夠促進胃經的氣血流通，有健胃生津的效果。活動時不需要做很多準備工作，上班時間、睡覺時、等車時，都可以隨時活動腳趾，很簡單、方便。

改善痰濕體質，從健脾開始

生活中我們經常能看到一些身材浮腫、性情溫和、倦怠懶言的女性朋友，她們多屬於痰濕體質，因脾胃運化功能失調，痰濕不能隨著水穀精微一同運化，就會鬱結、轉化成脂肪。

脾為氣血生化之源，主運化，不但能有效消化我們攝入的食物，還可以通過脾氣將水穀精微分布至全身各個部位。脾主土，既然將脾比喻成人體中的「土地」，可想而知，脾對人體來說有多重要。從中醫的角度上說，脾為後天之本，人生活下去之根本。一旦脾出了問題，健康就會受損，因此每個人都應當重視養脾的過程。

《素問・經脈別論》上有這樣的記載：「飲入於胃，遊溢精氣，上輸於脾，脾氣散精，上歸於肺，通調水道，下輸膀胱，水精四布，五經並行」，這句話的意思就是說，如果脾氣的運化轉輸功能失調，津液則無法輸布，形成痰。所以說，痰濕體質的人一定要從健脾入手。

一項調查結果顯示，在空氣相對濕度達到六十五%以上時，空氣內的水分就會過剩，加重濕邪，人就會表現出困倦、身體四肢沉重、無食慾，還會出現皮膚起疹、臉上黏膩不舒服，甚至患上腸胃炎。

因為「脾為陰中之至陰」，最容易受濕邪所困，且濕邪是一種很難控制的外邪。濕邪總在我們還沒有意識到時，就已經開始侵襲身體。尤其是當人體處在潮濕環境中，濕邪會由口鼻、肌膚進入體內，一旦這些進入體內的水分不能順利經尿液排出體外，滯留在人體之中，就會表現出一系列濕邪症狀。

脾虛濕困的時候應當及時健脾祛濕，將體內多餘的水分排泄出去，如此身體才可免受其害，而溫補脾胃是解除濕困最好的方法。

現代人的飲食雖然相對全面，但運動量卻大大減少，氣血循環不暢，身體健康受損，高血脂、高血糖、高血壓等慢性疾病接踵而至。之所以會出現上述慢性病，主要是因為飲食過於肥美、溫燥，導致了脾失健運，水濕內生，累積成痰。尤其是那些本就身形肥胖的女性，更易患上這些富貴病。中醫上有「肥人多濕」「胖人多痰」的說法，因此日常生活中，患「富貴病」的女性、有發福傾向的痰濕體質女性一定要注意健脾補氣、祛痰除濕。平時可服食淮山薏米蓮子粥、田艾煲鯽魚、紅豆薏仁湯、芡實蓮子薏仁湯等有健脾祛濕作用的藥膳來調理。

按摩胃經調氣血，臉色紅潤有光澤

氣血充足，女性的臉色就紅潤、有光澤，秀髮也潤澤。年輕女孩的口唇多鮮豔紅潤，眼睛清澈明亮而有神，就是因為她們的氣血充足。一旦氣血虛弱，便會「面始焦、髮始墮」，生出皺紋，變成「黃臉婆」。養好氣血對女性的容顏來說非常重要。有一個簡單的方法可以調氣養血——敲打胃經。

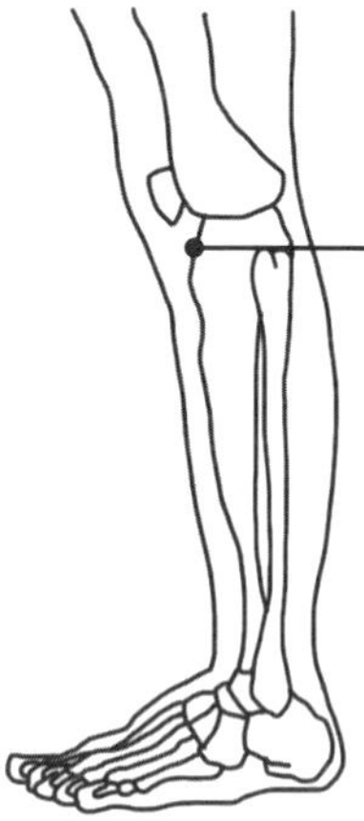

敲打胃經的方法是沿著胃經的循行路線一直敲至臉部，雙手微張，之後用十根手指的指腹輕輕叩擊，敲到頸部的時候改成用手掌輕拍，拍到大腿的時候，由於肌肉較多，可轉成捶打。通常清晨敲打的效果比較好，辰時剛好為胃經氣血最活躍的時候。

足陽明胃經是條非常複雜的經絡，可以化繁為簡，總結為：搓臉抓乳推肚揉三裡，雖然只有一句話，但卻包含著四個動作。先說搓臉，即「乾洗臉」，雙手搓揉臉部的皮膚；抓乳，胃經是十二正經中唯一貫通乳房的經脈，之後是推肚子，用手掌或手握空拳，由兩乳向下推揉，整個腹部基本都要按摩到，如此即可保證推到胃經。胃經上的最後一個穴位就是足三裡，按揉的時候可以先用右手於膝蓋下方抓住右小腿，用拇指按穴位，其餘四指抓小腿後側肌肉，方便拇指用力。

中醫認為，脾胃是「氣血生化之源」，《黃帝內經・靈樞・決氣第三十》中有「中焦受氣取汁，變化而赤，是謂血」之說。陽明經脈接受食物後，經過元氣之溫煦把它變成水穀精微輸送到全身各處，這種精微物質即我們平時說的「氣血」。脾胃健壯，氣血才充足，若脾胃虛弱，吃下去的食物無法消化，氣血則無生化之源。其實僅有氣血還不夠，還要運輸氣血，經脈就擔起了這個重任。一旦經脈被堵住，氣血運不出去，即使氣血充足也枉然。

從胃經的循行路線上我們不難看出，臉部問題大都歸胃經管，足陽明胃經多氣多血，因此只要保持胃經暢通，即可氣血充盈、經脈暢通，肌膚、毛髮才能得到滋養，身體才健康。

女性總是特別關心自己的身材和容顏，要想達到瘦身美容的目的，最好的辦法是以飲食、運動、經絡等自然方法來調理身體。敲打胃經也是非常不錯的減肥方法，經常敲打腿上和胸腹部的胃經穴位，可以增強臟腑的強健、運化功能，增強自身體質，促進身體健康。而且敲打胃經有抑制亢奮食慾的作用，有益身體健康。

另外，每天用手按壓臉部四白穴（參P2穴位圖），每次輕揉按摩三分鐘，能增強胃腸功能，胃腸變健康，即可有效排出體內毒素，也可以運化掉體內多餘營養，身材會更苗條。

脾濕易生黑頭粉刺

黑頭也叫黑頭粉刺，是開放性粉刺（堵塞毛孔的皮脂表層直接暴露在外，和空氣、空氣裡的塵埃接觸），為皮膚油脂在空氣裡氧化導致，會發臭發黑。黑頭粉刺多出現在青春發育期的青少年身上，容易出現在面部、前胸、後背，特別是鼻子處的小黑頭非常多，其特徵為毛孔裡的黑點，擠出後形似小蟲，頂端發黑。

鼻頭及其周圍常會分泌很多油脂，這些油脂會硬化，經過氧化之後變成黑頭。黑頭為淨白肌膚的天敵，所以很多女性都為自己鼻子上難纏的黑頭而煩惱著。即使臉部肌膚潔白無瑕，臉上有些黑頭也會影響美觀。試想，如果鼻子上滿是黑頭，還泛著油光，怎麼會好看呢？因此，多數女性在面對黑頭的時候都會想辦法要消除這些粉刺。推薦大家一個簡單去黑頭的方法，就是按摩陰陵泉、足三里兩個穴位。

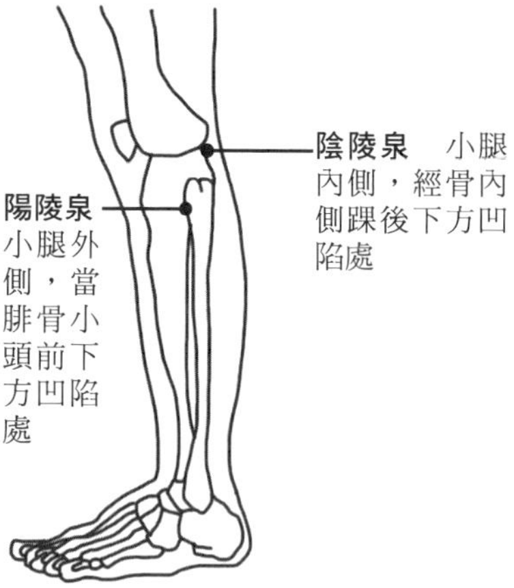

陰陵泉 小腿內側，經骨內側踝後下方凹陷處
陽陵泉 小腿外側，當腓骨小頭前下方凹陷處

鼻頭問題多因脾胃所致，《黃帝內經》之中有云：「脾熱病者，鼻先赤。」從五行上來看，脾胃屬土，五方中與之

對應的是中央，鼻為臉的中央，因此，鼻為脾胃的外候。脾土怕濕，濕熱過盛，鼻子就會有反應。和脾土相對的是長夏，因此，夏季時黑頭會更加嚴重。

除脾濕的最佳方法就是刺激陽陵泉穴、足三里穴。陰陵泉為脾經之合穴，從腳趾出發的脾經經氣從這兒向內滲入，能夠健脾除濕。它位於膝蓋下方，沿著小腿內側向上捋，向內轉彎的凹陷處即為陰陵泉穴。每天按摩此穴，沒有時間限制，空閒時就能做，但是一天要確保按揉十分鐘以上。若體內有脾濕，最開始按摩的時候會很痛，不過堅持按摩，疼痛就會逐漸減輕，說明脾濕在好轉。

足三里為治療脾胃病的重要穴位，想化脾濕也不能少了這個穴位。最佳的刺激方法就是艾灸，每天晚上臨睡前按揉兩側陰陵泉穴，用艾灸條艾灸足三里三～五分鐘。為了提升刺激陽陵泉穴、足三里穴的效果，患者飲食、日常上的保養都要得當。儘量少吃些甜食，特別是糕點類、冰淇淋等，因為甜食會加重脾濕。可以取適量白米、薏苡米熬粥。

臟腑平衡，嬌豔如花不是夢

腎氣充足，有助滋養頭髮，強壯骨骼，讓「三七」二十一歲的女人身材挺拔、滋養秀髮、氣質出眾。若是腎氣開始減弱，自然會出現腰膝酸軟、耳鳴、脫髮，臉色憔悴等不良情況，更不要奢求優雅和美麗。

腎主志，要想志向安定，心要定，就應該多吃一些黑色食物，例如黑豆、黑芝麻、栗子、木耳、海帶、香菇等，這些食品都是補腎的最佳選擇。

要想達到腎氣平衡，不僅要補損，還要增益。若是將腎臟比喻成一口鍋，腎精就是鍋中的水，滋養腎，就必須看好這口鍋，不能讓鍋漏了，同時還要向鍋中加水，從而使腎精充足。把鍋看護好，就是保護好來自父母的先天之精，這是保證腎精充足的基礎，不做損害腎的事；而往鍋裡加水，便應該多吃補益腎臟的食物，為腎臟增加營養。

養腎，也應該注意方法。注意飲食搭配，攝入一定量的鹹味食物對腎臟有益處，但過鹹則會對腎臟造成損傷。咖啡的飲用上要注意，少吃甜食，確保充足的睡眠。若總是很晚睡覺，時間一長，就會有損腎精，使皮膚鬆弛缺乏彈性，臉上長滿痘痘。睡眠也要講究方式方法，我建議睡子午覺。子時是晚上十一點到凌晨一點，是陰氣最盛、陽氣衰弱之時。中醫講究「陽氣盡則臥」，在此時睡眠最能調養精神，保護內臟。午時是中午十一點到下午一點，此時陽氣最旺盛，陰氣衰弱。「陰氣盡則寐」，所以在這個時刻也應該安眠。陽氣盛時，調養的效率也是最高的，但午睡應以「小憩」為主，只需要半個小時即可。

保護腎氣平衡，重點就在保衛人體正氣，避免邪氣入侵。從中醫的角度來看，外感六淫、內傷七情是人體發病的原因。六淫就是風、寒、暑、濕、燥、火六種邪氣；七情就是喜、怒、憂、思、悲、恐、驚七種情緒。中醫認為「喜怒無常，過之為害」，如果長期處於情緒低落，不良情緒就會造成臟腑功能紊亂。

年輕女孩，還有一個問題困擾著她們，就是體重問題。

肥胖，從中醫的角度來看「膏者，多氣……肉者，多血……脂者，其血清，氣滑少」。也就是說，身材肥胖者都是因為內臟出現問題，臟腑虛弱，氣血運行也不正常，運化不暢，體內堆積了濁氣、瘀血、膏脂。女性減肥，主要為了苗條的身材，其實只要保證臟腑功能正常，氣血順暢，身材也就苗條了。

按摩是調理臟腑、促進氣血的最好方法之一。肥胖者的脾胃都有問題，有一部分人是因為食用太多油膩的食物，脾胃負擔過重而不能運化，或者是脾胃本身就非常虛弱、運化無力而導致身體虛胖。對於這類情況的肥胖，按摩是最佳的選擇。

胃經在人體的分布非常廣，在人體的臉部、胸腹部以及腿部外側靠前的部位都有分布。每天早上七～九點，是胃經最活躍的時刻，這個時候沿著腿部外側靠前的位置一路敲打下去，就會有很好的減肥功效。

肥胖者若是出現腹脹、便溏的症狀，就有可能是脾經不暢引起的，除了敲打胃經，還可以敲打一下脾經。用手握拳，沿著腿內側中間位置進行敲打，能夠促進脾的消化和吸收功能，人才能膚色紅潤，身材愈來愈苗條。

第六章

懷孕生產坐月子，補充氣血有方法

懷胎不安，小心氣血潰散

用來益氣的食品，首先推薦的是山藥和紅棗，此外菠菜、紅蘿蔔、芝麻、銀耳等也都是益氣的食品。婦女在懷孕之後，必需營養均衡，多吃一些益氣食物，補氣安胎，這樣才可以為母子平安做好保障。

懷孕對女人來說是一件十分重大的事情，無論是起居飲食，還是身體情況，都要非常小心。我的侄女在生孩子之前，一直在廣告公司做企劃工作，每天都要與很多材料、文案和電腦打交道，運動的時間少得可憐。可以說，她每天除了上班、下班，就是睡覺。

她懷孕以後，大概過了五十多天就發現有點見紅，於是去醫院做檢查。醫生給她開了一些安胎藥，並囑咐她一定要向公司請假，在床上躺著靜養。

回到家後，她一直躺在床上，飯來張口，茶來伸手，全程都是由她老公在伺候著。可是不巧的是，她才剛剛休養了幾天，老公家裡就出了點事情，必須趕回老家一趟，只好打電話向我求援。

得知她的情況之後，我二話沒說就住進她家，充當「臨時保姆」。孕婦懷孕，氣血最虛，因此保養的第一要務就是補氣血。不過，區區這一個「補」字，裡面的學問卻很大，並不是所有山珍海味都適合孕婦。因為在孕期，氣血本來就很虛，噁心、嘔吐等症狀也會導致脾胃不和，容易導致傷血。血屬陰，陰陽之間，陰虛則陽亢火旺，所以在補的同時還應該要注意滋陰、養血。

用來益氣的食品，首要推薦的是山藥和紅棗。山藥性平，補而不滯，不熱不燥，能補脾氣而益胃陰。紅棗對女人的益處更多，前面已經做了介紹。另外，還有很多益氣食物，例如菠菜、紅蘿蔔、芝麻、銀耳、豆製品、蝦、雞蛋、瘦肉、海帶類都很不錯。

早上，我用糯米熬山藥粥，然後再放入少許中藥，續斷二十五克、杜仲二十五克、菟絲子二十五克（用布包好）、桑寄生二十五克，以水煮去渣取汁，後下糯米及搗碎的山藥共煮為粥，這個粥比較適合準媽媽在空腹的時候吃。如果孕婦有耳鳴、腰膝酸軟、食慾差、大便稀軟、夜尿次數頻繁、孕後黑眼圈加重等症狀，食療上主要以健脾補腎為主，這款糯米山藥粥可以說是最適宜的。很多準備懷孕的女性朋友都可以吃這款粥。

吃了兩、三天，我又換了另外一種口味的益氣補血粥——參耆粥。這個粥的做法是將生黃耆三十克、黨參十克、黃精十五克，先水煎煮去渣取汁，後下糯米煮粥。如果孕婦臉色蒼白或偏黃或者有頭暈、動則心悸等症狀，食療就要以益氣養血兼健脾為主，和上面一樣，這款粥也相當適合在孕前食用。

當然吃得最多的還要算蓮子阿膠粥。原料有蓮子三十克，阿膠十克，糯米一〇〇克。首先將蓮子放入碗中，用沸水浸泡片刻，去蓮心後待用，同時敲碎阿膠，研成細末（或者去藥店讓藥房的人用工具研成粉末），放入蓮子肉碗中，拌勻，隔水蒸熟，待用。然後把糯米加水煮沸，調入蒸熟的蓮子阿膠，拌勻，按常法制成糯米粥即可。這一款粥既可以當早餐吃，也可以當下午茶吃，它的主要功效是益氣健脾，止血安胎，適用於氣血兩虛型先兆流產。

阿膠性平，入肺、肝、腎經，有滋陰補血，安胎的功效，可用來治血虛、虛勞咳嗽、吐血、衄血、便血、婦女月經不調、崩中、胎漏等症。

歷史上利用阿膠來補血安胎的最有名病例就要數慈禧太后。當年咸豐皇帝與她春風一度之後，雖然有喜，卻胎漏出血，時作時止，隨時都有流產的危險。後來有個人叫陳宗媯，粗略懂些醫術，他上書建議服用東阿阿膠，結果真的藥到病除，血止痊癒，後來生了同治皇帝。

中醫有句勸世格言說得很好：「男子以補氣為先，女子以養血為本」。在《本草綱目》中也記載到，阿膠可治療「女子下血，安胎……女子血痛，血枯，經水不調，無子，崩中帶下，胎前產後諸疾」。

蓮子有厚腸胃、補精止、治白帶的功效。中醫認為，蓮子可以使人收斂強壯，補中安心止瀉。西醫也認同這個道理。經實驗發現，蓮子含有蓮子鹼，有平靜性慾的能力，與中醫的補中安心，有著異曲同工之妙。至於「厚腸胃」，說的則是蓮子有收斂作用，可以補脾胃之虛弱。在《紅樓夢》中，寶玉臥病在床，王夫人殷勤問道：「你想什麼吃？」寶玉笑答：「那一回做的小蓮蓬兒的羹很好。」寶玉口中所說的小蓮蓬兒，就是蓮子。

蓮子阿膠粥出自宋代的《聖濟總錄》，《聖濟總錄》相當於現代的家庭保健手冊，流傳甚廣。湖廣一帶人家都愛用阿膠蓮子粥進補孕婦，正因為阿膠蓮子粥能健脾安胎，益氣養神。

就這麼天天變換花樣，經過十幾天，侄女的老公從老家回來了，發現老婆的氣色大有改善，相當開心，連忙問我到底用的是什麼秘方？

我說，這其實也算不上什麼秘方，只不過是將我平日裡所研究的，加以靈活運用罷了。臨走的時候，我還給他寫了一份有補氣、養血、安胎功效的菜譜——黨參寄生雞湯。把半隻雞洗淨，切塊，然後和黨參、桑寄生、紅棗一起放入砂鍋內，加清水適量，大火煮沸後，改用文火煲三小時，就可以吃了。這款藥膳比較適合孕中期吃。不過，在吃之前，還要根據個人情況請教一下醫生，聽從醫囑而選擇。

除了這些益氣食物，平時孕婦應該注意要營養均衡，別挑食。孕婦吃的食物供應的不僅是一個人，還有肚子裡的寶寶。只有在營養全面、均衡了，才能生出一個健康的寶寶。

安胎有良方，補充氣血是關鍵

前不久，我遇見一位準媽媽。雖然她才懷孕沒多久，卻時常感覺腰酸、腹痛並帶有小腹下墜感，陰道還會流出少量的血液。她到醫院進行檢查，診斷結果是先兆性流產。再進一步檢查，得知導致這個疾病的主要原因是身體內的黃體素含量偏低。因此，醫生告誡她每天都必須打一針黃體素。可是這位準媽媽持續打了一個月後，雖然腹痛、腰酸等症狀有了明顯的好轉，但是打針以後屁股上出現幾個硬節，每次坐下來就特別痛，真的是坐立不安。儘管已經承受了如此巨大的痛苦，進行抽血檢查的時候，醫生仍告訴她，身體中的黃體素含量還是太低，大概還需要再打一個月。這位準媽媽聽到這樣的結論心裡難免有些憂愁，她實在是不想再這樣受罪了。正好我曾為她媽媽看過病，所以轉介到我這裡，希望我能夠幫助她解決煩惱。

了解她的情況以後，我十分理解這位準媽媽的心情，考慮到她的情況還算比較穩定，所以我為她推薦了一個安胎的方子，具體方法如下：花生二兩、雞蛋兩個、紅棗十五枚。先是將雞蛋煮熟，剝殼後與紅棗放入燉盅，放入少量的鹽，加水用小火燉一小時，加糖調味服用，一週三次。這裡需要提醒的是，這個方子並不是所有人都適合，一定要仔細觀察病情，萬一毫無作用，重新感覺到腹痛、腰酸甚至是陰道出血的症狀，也只能重新打黃體素了。

這個方法的優點是能夠安胎而且不必受罪，因此這位準媽媽欣然接受了。過了七天之後，她再來回診，告訴我這幾日的情況已經有了明顯的好轉，也沒有發現什麼不良的反應。我就讓她繼續服用。她就這樣連服了一個月，再去做檢查時，發現黃體素值已經恢復了正常值。她相當高興，又繼續服用了半個月的時間，還真的將胎「安」住了，聽她母親說，她生了一個很健康的寶寶。

對於有一些醫學常識的人應該都知道，這個方子中的藥物成分其實都有安胎的作用，只不過大多數人並不知道其中的原理。花生，名字相當鮮明，主要的意思就是開花生果，從字面含義上看，你肯定覺得有意思，這裡確實是有一定的科學道理。花生中維生素E的含量非常豐富，維生素E被稱為「生育酚」。主要原因是，維生素E可以影響人的生殖、生育，人體若缺乏維生素E，很容易造成生育障礙，而補充維生素E可以有效恢復其機能。

紅棗不僅口感好，而且營養價值相當高。現代醫學研究發現，紅棗中有十分豐富的營養成分，如環磷酸腺苷，這是人體功能代謝的必需物質。而每克紅棗果肉的環磷酸腺苷含量，根據測定是植物中最高的。此外，維生素的含量也很高，其中維生素P是水果蔬菜當中最高的，維生素C的含量則是蘋果的幾十倍。

雞蛋的主要作用是潤燥滋陰、安胎養血。在《本草綱目》裡面提到，雞蛋黃能「補血、治胎產諸疾」，雞蛋黃補血的功效能與阿膠相媲美。而雞蛋清的主要作用是補氣，不僅能補母體之氣，還能保證胎氣充足。胎氣足了，就能達到安胎養胎的作用。現代營養學強調妊娠婦女懷孕期間一定要注意補充蛋白質，而雞蛋中的蛋白質恰恰是最優的。懷孕時多吃一些雞蛋，自然可以產生安胎的功效。

奶水充足，氣血決定

《胎產心法》云：「產婦沖任血旺、脾胃氣旺則乳足」。薛立齋云：「血者，水穀之清氣也，和調五臟，酒陳六腑，在男子則化為精；在婦人上為乳汁，下為血海」，這說明產婦的乳汁是否充足，與脾胃血氣強健的關係十分密切。

侄女生孩子時，我經常去醫院「探班」，協助她儘快恢復體力，好給孩子餵奶。

在同一個病房裡還有一位年輕媽媽也是剛剛生完孩子，比我侄女還要早兩天。大概家境不錯，有一位穿金戴銀的中年婦女看似新媽媽的母親，她請了一個看護伺候，自己就在旁邊指揮。她的女兒是剖腹產，一邊需要恢復體力下床，一邊還要照顧自己的孩子，有時候一個姿勢不對，孩子就吃不到奶，有時候拼命轉過身，可是傷口又特別痛。中年婦女看見女兒這樣，就堅決不讓女兒餵奶，她財大氣粗地說，如今的奶粉營養配方都非常科學，吃奶粉也是一樣的。

的確，超市貨架上奶粉可謂是琳琅滿目，不過再好的奶粉還是比不過媽媽的乳汁。產婦在頭幾天所產生的奶水叫作初乳，初乳裡所含的蛋白質含量遠比常乳高，尤其是乳清蛋白質含量高。初乳內含有的蛋白質比正常乳汁多五倍，更關鍵的是，其中含有比常乳更豐富的免疫球蛋白、乳鐵蛋白、生長因子、巨噬細胞、中性球和淋巴細胞。這些物質都有防止感染和增強免疫的功能，如此高品質的奶水，是花再多的錢也買不到的。

造成產後乳汁很少或者完全沒有乳汁的原因有多方面。在我們社區有一個媽媽生完孩子剛過一個月就開始上班。每天早上，她匆匆給孩子餵一頓奶後，就急著去上班。等到下午下班回家後，她才可以給孩子餵奶。白天，在公司裡，因為沒有地方擠奶，大概過了兩個多月，她的奶水就開始自動回縮。她的女兒再也吃不到媽媽的奶，只能長期吃奶粉。從這開始兩個多月後，孩子的體質開始逐漸變差，三不五時就會感冒。

當然，這只不過是客觀原因導致的產後少乳。如果媽媽長期和孩子待在一起，哺乳的次數也足夠多，但是媽媽的奶水還是很少，那就要考慮其他因素。一般情況下，乳汁過少也許是由乳腺發育較差、產後出血過多或者情緒欠佳等因素引起的，感染、腹瀉、便溏等也能使乳汁缺少，或因乳汁不能暢流所致。

在中醫看來，乳汁來源於臟腑、血氣、沖任。乳汁由氣血化生，賴肝氣疏泄與調節，因此缺乳大多是因為氣血虛弱、肝鬱氣滯所致，也有的是因為痰氣壅滯導致乳汁不行。產後缺乳，大體可以分為虛和實兩種情況。虛者多因為氣血虛弱，導致自然泌乳少或者無法泌乳，一般以乳房柔軟而無脹痛作為辨證的要點。實者則是因為肝氣鬱結。肝主藏血，對血液的分布和疏泄具有主導的作用，肝鬱氣滯自然會使乳汁分泌出現異常或者致使乳汁運行受阻。所以，補助氣血和疏肝理氣，是治療產後缺乳的兩個辦法。

俗話說「養生食為先」，透過食物來補益氣血相當重要，而且也比較安全、高效。氣血虛弱型缺乳者，建議多進食些補氣補血、通乳的食物，例如烏骨雞湯、海帶湯、鯽魚湯、排骨湯，肉湯和菜湯，能夠促進乳汁分泌。而肝鬱氣滯型缺乳的，則適宜多吃一些疏肝理氣的食物，例如金針菜、莧菜、茭白筍、萵苣、豆腐、蘿蔔葉等，這些菜都具有催乳的作用。

對於氣血虛弱型的產婦，我向大家推薦一個中藥方劑，叫作玉露飲。組方：人參三克，茯苓十克，甘草三克，芍藥六克，川芎三克，當歸六克，枳殼六克，桔梗四~五克，用水煎服，每日一劑，日服二次。這個方藥主要作用是補氣活血，通絡下乳。

在食譜方面，我推薦烏魚通草湯。烏魚一條，通草三克，加蔥、鹽、黃酒、水適量，共燉熟即可。這道湯的主要功效是清熱利濕，疏通乳腺，促進乳汁分泌。而且烏魚富含優質蛋白質，有促進傷口癒合的作用尤其適合剖腹產的產婦食用。如果烏魚吃膩，也可以改用豬蹄。豬蹄富含蛋白質、脂肪，活血、補血作用較強，至於通草則有利水、通乳汁的功能，兩者合用，就可以達到通乳、活血、強身的目的。

此外，我還推薦一套疏肝理氣的經絡按摩方。找到膻中穴、乳根穴、中府穴、合谷穴、少澤穴、足三里穴、肺俞穴、肝俞穴、胃俞穴、腎俞穴等穴位（參P2穴位圖）。以乳房周圍推拿按摩為主，頸、肩、背、腰為輔，並配合四肢遠端取穴。不過剖腹產不適宜推拿按摩，所以

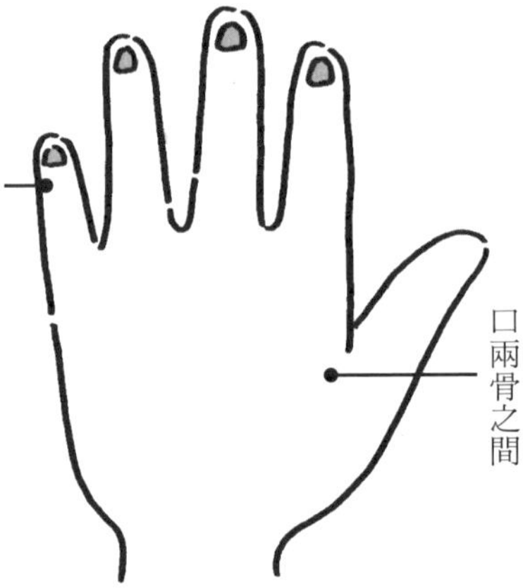
合谷穴 手姆指虎口兩骨之間
少澤穴 小指尺側，距指甲根角2公厘處

腹部穴位應該用其他穴位代替，每次推拿按摩約四、五十分鐘，其中在乳腺周圍推拿按摩二十～二十五分鐘，手法一定要輕柔和緩，在乳房周圍的乳腺處可少許加些力揉散用來疏通乳絡。有很多產婦在產房裡由於缺乳，會請專門的催乳師來催乳，其實她們的手法和步驟也和我上述所說的經絡按摩法差不多。

總而言之，產後缺乳在於「三分治療，七分調理」，正確、合理地注意生活、飲食以及精神等方面的調理，對缺乳的防治特別重要。另外，還要讓孩子多吮吸，多刺激乳房，這樣乳汁也會分泌得很快。

乳汁不足，食療可催乳

現代女性已經意識到了母乳對嬰兒的重要，然而有許多女性卻出現缺乳、少乳的現象。

從中醫的角度來看，乳汁是通過氣的運行，由血化生而成。因此，乳汁的多少和氣血之間有著非常緊密的關係。一般情況下，產後出現缺乳、少乳都與氣血虛弱、肝鬱氣滯有關。氣血虛弱表示脾胃虛弱，生化之源不夠充足，抑或是分娩時失血過多，氣隨血耗，從而使得氣虛血少，引發缺乳；肝鬱氣滯也就是產後情志抑鬱、肝失調達，氣機不暢，導致經脈澀滯，阻礙乳汁運行，引發缺乳。

年紀較大的女性如果希望產後擁有量大、品質好的母乳，可以採用補益氣血、增加營養的方法。例如，多喝一些鯽魚湯可以幫助下奶。鯽魚入脾經，有補脾之功，氣血能夠順利生化，上行化成乳汁，具有催乳之功。也可以直接吃一些燉爛的豬腳，並同時用其湯汁送服通乳丹。而對於氣血虛弱較輕微的女性，可單用通草十克，和豬腳同燉，而後吃豬腳，喝湯；也可燉爛一對豬腳，然後放入適量的豆腐、蔥白、米酒一同熬煮。

以上的幾個食療方都有補養氣血、催乳下乳的功效，相當適合女性在產後食用。

如果想要提高乳汁品質，也可以試試此方：取當歸五克、黃耆三克，通草五克，每天用上述中藥熬成一碗藥汁，每次在孕婦的飯食上面加上一勺，這樣一來，藥的氣味就比較淡，同時還能夠達到補氣血、通乳的功效。這三味藥的用量都很小，身體虛弱的女性可用來慢慢調補，避免上火。

除了膳食營養，也可以把紅棗清洗乾淨，放到鐵鍋裡面炒至發黑，放到瓶子裡面備用。之後每天取炒好的紅棗四～六顆、桂圓四～六顆，如果同時還伴隨著便秘，也可加用枸杞六～十粒一同泡飲。紅棗經鐵鍋炒黑後具有暖胃、祛胃寒之功，而且經過炒制的紅棗比原來更容易泡開，能更充分利用營養成分。堅持每天喝此茶就能夠補氣血、調脾胃、治失眠、止虛汗。

只有充分瞭解自己屬於哪種類型缺乳後，才能夠「對症下藥」，得到最佳的催乳效果。

產後氣血俱虛，一定要坐好月子

坐月子就像剛剛上戰場打仗的部隊一樣，一邊要休息整頓，修復創傷，一邊還要嚴陣以待，迎接新的任務（哺乳孩子）。這個時候如果有敵人入侵（寒涼之物），就等於雪上加霜。因此，坐月子要食用溫補性的食物。

女人一生之中，有三個攸關一輩子健康的關鍵時期，分別是「青春期」「產後月子期」「更年期」，其中又以產後月子期最為關鍵。因為產後婦女氣血俱虛，此時調理得好可以祛除一些頑疾痼疾，為今後的身體打下一個扎實的健康基礎。如果調理不當，不僅會長期與腰酸背痛、腿部不適、月經不調、情志異常、臉部色斑、體型肥胖等相伴，更嚴重的是誘發乳腺增生、子宮肌瘤，甚至腫瘤等惡性病變，威脅到今後的健康。

身為女人，我特別關注這方面的事情。經常會有很多年輕媽媽向我訴苦，有些是孩子抱得太多，導致自己的手、肩膀特別痛；有些是餵奶姿勢不當，導致腰痛；或是產後起床姿勢不對，經常是老公拉著雙手起床，導致手臂酸痛；有些是吹了太多電風扇，落下頭痛的毛病。

生孩子，過去叫「過生死關」。分娩過程中，產婦的筋骨腠理大開，同時伴隨著疼痛、創傷、失血，使體能快速下降，稍有不慎，風寒侵入體內，就會導致月子病。女性的月經週期是二十八天，是女人氣血運行的一個週期，產後的調養至少需要二十八天左右的時間，所以一般把產後期間的調養稱為「坐月子」。

得了月子病怎麼辦？過去的老人總說，月子病月子治。沒辦法，得再生一個，好好再坐一個月子就可調過來。如今的家庭大多是獨生子女，這種機會相對較少，所以我們一定要以預防為主，把月子坐好。

坐月子最忌諱寒涼之物。溫補食物而可以把身體內的陽氣升發起來，同時清理體內垃圾。如果寒涼之物侵入人體，寒凝氣滯，這些垃圾就出不來，瘀在卵巢和子宮裡形成血塊，日積月累會導致很嚴重的婦科病。

無論是順產還是剖腹產，產婦都會失血陰虧，身體虛弱。老一輩的人都知道，生完小孩，先不要讓產婦吃補品，而是熬一點小米粥，裡面加一點紅糖就可以。小米健脾養胃，補充後天生化機能；紅糖色赤入心養肝，能迅速補充身體氣血。這是從古至今先人一直沿用的產後補法，是一大智慧。

很多女人生完孩子後，發現自己太胖，就拚命縮食減肥。這個方法萬萬不可行。一支剛上完戰場的部隊，回來後補給不及時，反而削減開支，那麼你還能期待這支部隊有多少精力應對接下來的戰爭呢？

胖，可以說是身體中的水分太多，想要排出身體中多餘的水分、毒素以及惡露，那麼就應該在產後第一個星期喝生化湯，吃麻油炒豬肝，渴了就要喝一些煮開的米酒，不能喝太多的水，也不能吃太多的鹽，吃的食物中更不可以放醬油和醋。這樣過一個星期，身體中多餘的水分差不多就可以排出來了。如果是剖腹產，在生完孩子第二週繼續喝生化湯，如果是順產，那麼可以吃炒腰子。為什麼一定要讓產婦吃炒腰子？古語說「吃什麼補什麼」，多吃一些炒腰子對產婦的腰很有幫助。很多女人在生產完以後總說腰痛，如果她們在這個時候碰到我，我就會問她們：「妳在坐月子的時候吃炒腰子了嗎？」

生化湯是什麼呢？生化湯也可以稱為「產後第一湯」，是清代著名醫家傅山在著作《傅青主女科》提到的。婦女生產完以後多虛多瘀，生化湯中的當歸就有補血活血的作用，川芎活血行氣，而桃仁可以活血祛瘀，炮薑可以起到溫經止血的作用，甘草能夠有效地補脾益氣，緩和藥性。這麼多的藥物一起使用，可以有效治療產後血虛、寒邪乘虛而入、寒凝血瘀等疾病，若是女性的胞宮至惡露不行，小腹冷痛，就可以用這個方子進行調理。這個方子主要是溫經散寒、養血化瘀，產生新血、讓身體中瘀血化開，生生化化，瘀血去新血生，因此叫作生化湯。

生化湯中有四十克當歸，三十克川芎，三克桃仁，三克蜜甘草，三克炮薑組成，用水煎了以後服用，喝完可以恢復體力、排出身體中的惡露。現在藥店裡都有現成的生化湯，價格不是很貴，而且治療的效果非常好。因此我建議女人在準備生孩子的時候都要買幾包生化湯，生完孩子就可以派上大用場了。

兩週過後，身體中多餘的水分排乾淨，就可以喝點雞湯。在過去，不管是農村、城市，生完小孩以後都會給產婦燉點雞湯進補，這樣可以補充生孩子時的體液流失。因為雞湯酸性入肝，肝藏血，肝又是先天之本，所以女人補身首先要補的就是肝臟。熬雞湯時，還可以適當放一些黃耆、黨參、桂圓等具有溫補功效的藥物，這樣效果會更好。

產婦在坐月子期間和整個哺乳期不能吃辛辣的食物，例如辣椒、大蒜、韭菜等。這些食物都會讓產婦上火、口舌生瘡、大便秘結或是痔瘡發作，而且母體內熱在給孩子哺乳的時候也會通過乳汁讓孩子內熱，從而加重體重。

在生活習慣上，過去，只要有人家生孩子，老一輩都告誡年輕人，千萬不可以在月子裡洗頭髮，更不可以洗澡，這是為了防止產婦著涼。其實事實並不是這樣的。過去的生活條件不是很好，坐月子的時候當然要講究一下，要小心。但現在的居住條件與過去相比已經有了非常大的改善，建築的防風也做得非常好。既然有熱水，同時防風也做得好，就應該洗洗澡，洗完澡以後可以把頭髮吹乾，該刷牙的時候刷牙，該洗腳的時候洗腳，這樣才衛生。

試想一下，一個正常的女人在一個月之內不洗澡、不洗頭，那會是怎樣一種景象？更何況還是一個每天都會出虛汗，懷裡還抱著等待吃奶的孩子的產婦。但是避風避寒還是必要的，尤其是夏天，千萬不可以吹空調，避開風寒對產婦的侵入，就不會出現子宮肌瘤和卵巢囊腫這兩種病症。

總之，坐月子是決定女人下半輩子是否健康的關鍵時期，一定要注意保護好自己。

產後不適，加味當歸羊肉湯

馬女士今年三十歲了，三個月前生下了一個非常健康的寶寶。生產時她失血過多，導致產後非常虛弱，稍微運動一下就會大汗淋漓。

產後一個月，她因為著涼得了重感冒，全身關節酸痛，她認為這些是感冒症狀，奇怪的是，一般感冒一週左右就會康復，她的這種「感冒」症狀卻總不消退，令她非常苦惱。於是馬女士到醫院就診，醫生一開始懷疑她得了類風濕關節炎，經過抽血化驗，結果並非是類風濕性疾病，這讓醫生覺得很奇怪，只好先開一些止痛藥，暫緩症狀。

服用止痛藥以後，症狀有所減緩，但一停藥，疼痛又捲土重來，這讓馬女士非常苦惱。經朋友介紹，到我這裡就診，希望我能找到解決的辦法。

我第一次見到她的時候，就感覺她精神不振，說話一點力氣也沒有，臉色發黃，皮膚沒有光澤。號脈時，她的脈細弱無力。我聽馬女士講述自己的病情，再參照她的檢查結果，心裡大概有數。馬女士患的是一種中醫稱為「產後身痛」的病，俗稱產後風濕，甚至有人稱為產後中風、產後痹。

唐代的孕產著作《經效產寶》中提到「產後中風，身體疼痛」。這個疾病從中醫的角度比較容易解釋。中醫認為，生產之後人體氣血雙虧，風寒乘虛而入，阻礙經絡的運行，導致筋脈關節失養，全身關節及肌肉酸痛。從現代醫學的角度來看，非常難以治療。部分患者在化驗之後，容易確診為類風濕關節炎、多發性肌炎。但是在大多數情況下，檢查不能察覺異常變化，難以確診。因此，只有從中醫的角度進行治療比較可靠。我建議馬女士，可以用一道「加味當歸羊肉湯」應對產後身痛。

這個方子的主要做法為：取黃耆少許、鮮羊肉一斤、當歸少許、白芍藥若干、桂枝若干、紅棗二兩。先將羊肉切成細片，與紅棗一同下鍋，加水三公升，待水開後再放入生薑，用紗布將其他藥物包裹在紗布中，一同下鍋，文火煮一個小時，再將日常調味料放入即可食用，一日一次，連續服用十天。

產後身痛就是產後外邪乘虛而入，導致痹阻脈絡，治療的主要辦法以益氣補血、溫經散寒、止痛通絡為主，這個方子完全符合這個要求。千萬不要小看這個方子，它綜合了「當歸生薑羊肉湯」與「黃耆桂枝五物湯」的精華。其中的黃耆、羊肉、紅棗都是滋補的最佳選擇，當歸、桂枝則是溫通血脈、補血活血的良藥，再配合白芍藥的調和成分，所以這個方子非常適合女性產後調節。

馬女士思考了一下，提出一個問題，原來她擔心吃羊肉容易上火，而且不習慣每天吃羊肉。於是我又想到另外一個方子，取整雞一隻，把上面所提到的所有藥物用紗布包好，放入雞腹裡，然後鍋中加水煮沸，改文火煮六十五分鐘，喝湯吃肉即可。

這個做法主要是用雞肉代替羊肉，效果並無太大差別，但是從口感而言，雞肉更加鮮美，更容易接受。還可雞肉羊肉換著煮，不擔心吃這一樣東西會膩。

馬女士連連點頭，回去按照這個方法飲食。一週之後過來復診，她告訴我身上的疼痛已經減輕了很多。我讓她繼續服用，又這樣過了一週，她全身關節疼痛的症狀已經完全消失，整個人也變得有精神，可以說是容光煥發，渾身也有力氣，不像以前那樣一動就是一身汗。

四物湯，呵護產後女人的良方

四物湯最早見於宋朝醫典《太平惠民和劑局方》，中醫界稱為「婦科養血第一方」，具有補血、活血、行血三重功效。

幾年前，在一次同學聚會上，意外見到了我的高中好友，我們各自留了電話號碼，方便以後聯繫。

剛過完年沒多久，我突然接到她的電話，電話中她急急忙忙地說，她的女兒剛生完孩子出院一個星期，感覺身體很虛弱，四肢無力。上次聚會知道我是研究這方面的醫師，想問問我能不能給她女兒吃些人參、鹿茸補補身子。

我聽她這麼說，嚇了一大跳，愛女心切當然可以理解，但也要講究方法。女人生完孩子，流失了大量血液，而且因為用力生產造成體內氣機疏泄過度，致使體內氣血兩虧。這不僅導致了產婦身體虛弱、四肢無力，同時，體內的營氣和衛氣也都脫離平時的位置，於是身體的抵抗力就下降。一旦有個風吹水冷之類的就很容易得病。這時候，很多人都覺得應該大補，但卻忘記了，這時的人體氣血兩虛，脾胃也是最虛弱的時候，吸收能力自然最差，俗話說「虛不受補」，說的就是這個意思。

如果這個時候急著吃大量的補品，往往會加重脾胃負擔，適得其反。剛生完孩子的產婦，體內毒素還沒有清理乾淨，如果急於進補，毒素可能會淤積在體內，造成身體隱患。

朋友聽我這麼說，著急地問：「那該怎麼辦？我以前剛生完我女兒的時候，沒人幫忙帶孩子，自己早早就起來工作，結果到現在腰還很痛，我可不希望女兒像我這樣。」

我告訴她，剛生完孩子的產婦，在補之前，一定要把體內的毒素清理乾淨，可用十～十五克的山楂煎水，再加些紅糖服用。山楂可以活血散瘀，紅糖可以益氣補血、緩中止痛、活血化瘀。幾天後，如果產婦的傷口沒有出現感染、感冒以及餘火未盡，也沒有口乾、嘴破等熱象，則可以進入中藥的「補身」階段。

於是，我推薦了四物湯給她。四物湯的成分主要為當歸、川芎、熟地黃、白芍四味藥材，各十五克，用水煎服。早晚空腹服用。這味湯裡的白芍可柔肝養血，熟地黃可滋陰補血，川芎能行氣開鬱、活血止痛，當歸則可調經止痛。這四味藥不僅可以滋補氣血，對於頭暈目眩、月經不調或閉經等女性疾病的治療效果也很好。

很多產婦生完孩子，由於缺乏準備，面對一個嗷嗷待哺的新生命，自己又缺乏經驗，再加上力不從心，心情會變得很憂鬱，進而演變成「產後憂鬱症」。這時，喝上幾劑四物湯，心情鬱悶的情況便會自然化解開來。四物湯裡的川芎能行氣開鬱、活血止痛，氣血鬱結的情況消失，補血就很容易。

更令人神奇的是，這四味中藥經過加加減減，衍生出一系列「子方」「孫方」。據不完全統計，四物湯的系列方多達八百多種，真可謂是「子孫滿堂」，是名副其實方劑中的「祖師爺」。四味中藥的比例不同，可以發揮不同的功效。如重用熟地、當歸，輕用川芎，是一個補血良方；輕用當歸、川芎或完全不用時，可幫助孕婦安胎；重用當歸、川芎，輕用白芍能治療月經量少、血瘀型閉經等。如果再加入桃仁和紅花兩味中藥，就變成了養血活血的「桃花四物湯」，不但能調血補血，對改善臉色蒼白、肌膚粗糙也有很好的效果。

過了幾天，朋友又打電話給我，說她女兒這兩天的氣色好多了，四肢也有了力氣，但就是我給她推薦的湯藥太難喝，能不能加點其他東西進去，例如老母雞之類的，一起燉著吃，效果會不會一樣呢？

用老母雞燉四物湯，當然可以，雞湯裡既有淡淡的中藥味，還有清香的雞肉味，入口不再那麼難吃。

回過頭來仔細地想一想，每一個女人從來月經的那一天開始，就一直面臨著血液虧損、陰精耗減等問題，在生育的時候更是如此。俗話說得好「一個孩子三桶血」，孩子在母親身體中的時候，完全是依靠媽媽的血氣在成長，整個孕期就是一個耗陰失血的過程。健康的生命不能離開血液的運轉循環。肝臟得到了血液的營養，眼睛才可以看清東西（肝開竅於目）；足可以得到血液的營養，才能正常走路；手掌得到了血液的營養，才可以握物；手指得到了血液營養，才能抓住物體……人體從臟腑到肢體，每一個組織都離不開血液的營養，可見血液是維持人體基本活動最重要的營養物質。

不光是在月子裡面，女人想要氣色變好，最好是在年輕時養成喝四物湯的習慣。不過要在月經完全乾淨了以後才能喝，因為在月經期間不適合進補，也不能服用任何一種藥物。經期過去以後，不用多服，每次連著服用四～六天即可，不僅可以減輕痛經、腹脹等症狀，還可防止肌膚衰老，由內而外養出好氣色。

讀到這裡，很多人都會有所疑惑，前文說喝生化湯，現在又說在月子裡面喝四物湯，到底應該喝什麼呢？這個問題問得非常好，在這裡要聲明一下。生化湯的主要作用是排出身體中多餘的毒素、惡露和水分，在產後兩週喝才會有效。四物湯主要有活血、行血和補血的作用，喝完生化湯，再喝四物湯，補血的效果會更好。

小產流產，柿葉有助清除瘀血

如今，墮胎已經成為一種社會現狀。在醫院婦科工作的醫務人員，總結說最近十年間墮胎的婦女人數在逐年增加。一般而言，妊娠三個月內，胎兒還未完全成形的時候，採取醫學措施將「血團」打掉叫墮胎。若是女性已經懷孕三個月，胎兒已經成形，再採用人工流產的方法，或者因為別的原因自然流產，這情況稱為「小產」。

有一天，打掃的阿姨找我，她有一個很難啟齒的問題向我諮詢。原來，她的女兒在上大學期間，交了個男朋友。年輕人沒有輕重，居然懷了孕。但是兩個人完全不知情，直到懷孕三個月以後。她才知道自己為什麼不舒服，沒辦法，兩個人找了一家小診所做了人工流產。小產後，女孩下身一直出現流血的現象，整天沒精打采，頭昏眼花，臉色蒼白，身體非常虛弱。到診所拿了一些藥，卻沒有什麼效果。於是阿姨問我是否有什麼方法解決這個問題。

我們都是熟人，自然要伸出援手。於是我告訴她一個非常簡單的方法：揀選一些自然脫落的柿葉，洗淨曬乾，搗成粉末，每次取五克服下（不可多服），一日三次，一週為一個療程。

藥物流產後陰道會長時間流血，從中醫角度看，為瘀血殘留，沒有完全清除乾淨。而從現代醫學研究證明，一般出現出血的原因有兩種。一是子宮收縮乏力導致絨毛等組織殘留，長時間無法排出。二是由於細菌感染。柿葉性寒味苦，無毒，古代典籍中記載其有止血涼血、活血化瘀的功效。而根據現代醫學研究證明，柿葉有助提高子宮肌肉的興奮性，加強子宮平滑肌和子宮血管收縮，從而提高血液的凝固機能。此外，柿葉還能夠產生一定的抗菌、抗感染功效。因此，用柿葉治療小產後子宮出血最適合不過。

阿姨回去以後，馬上打電話告訴女兒這個方子。差不多過了一週，她告訴我，她女兒按照這個方法用藥，身體狀況基本恢復正常。

其實我還有一個不錯的止血方法：馬齒莧三十克、益母草三十克，兩碗水煎成一碗水，一日一次，一週為一個療程。馬齒莧可以清熱利濕，經過研究表明，它還有抗菌、抗病毒的作用，正好能與流產後出血病機「感染」因素相對應。益母草的主要作用是調經活血、祛瘀止痛，可以幫助子宮收縮，並加強血液凝固。兩種藥物相互結合，效果自然更加明顯。

順便一提，對於這類小產患者，在醫院進行手術以後，最好先觀察一個小時，看看出血的情況。如果一個小時內陰道內流出很多的血，就表示有問題，需要進一步處理才能離開。有的年輕人身體好，流產之後不注意身體調養，馬上開始工作，不注意營養調理，非常不利於子宮內部的修復，應當儘量避免。還有一些女性（對於自己的健康非常不負責任），陰道內流血還沒有停止，就與另一半發生關係，以為流血是件小事，一點都不顧忌，這樣做其實會對身體造成很大的影響。

第七章

氣血調理好，
婦科疾病自然少

月經不順，從補肝養血開始

肝臟為人體中新陳代謝的重要場所，如同人體中巨大的化工廠、營養庫，能夠製造、儲存人體中所需物質，是參與激素代謝的重要器官。

我有一個朋友，三十多歲，突然月經不規律，不但月經時間延長，月經週期縮短，經血量也顯著增多，痛經也加重了，因此她經常覺得虛弱乏力。據她說，她還常常在經期流鼻血、牙齦出血、口臭。我讓她到醫院做個檢查，結果為急性B型肝炎，肝功能受損，進而導致月經異常。肝病怎麼會導致月經異常呢？

肝臟能夠製造、儲存人體中的各種物質，是參與激素代謝的重要器官。人體分泌出的激素種類非常多，一般情況下，血液裡的各種激素都保持著一定含量，經過肝臟處理後降低活性。

女性的月經來潮是否有規律，和人體中激素的分泌有關。女性罹患肝炎後，肝功能就會受損，所以，雌激素在肝臟中被滅活的機能就會下降。體內雌激素含量增多，卵巢功能會發生紊亂，性生理發生一系列變化，如月經不調等症。肝炎引發的另一種月經不調表現為月經延遲或階段性閉經。女性患上病毒性肝炎之後會導致月經不調、營養不良、貧血、出血等症。

從中醫角度上說，肝藏血，主疏泄，肝經和任沖二脈相連。肝功能失調會使任沖二脈受損，肝氣不和，肝鬱氣滯，從而導致經期紊亂。若伴隨著陰血不足、血海空虛、脈道受阻、血行不暢，則會出現經血量少，經期後延或閉經。若是肝陽上亢、濕熱內蘊、熱盛易迫血上行，月經週期就會提前，出現經量過多或流鼻血等症。

肝臟病變使得月經異常，這是一種可逆性的病症，若能夠積極治療、控制肝臟病變，月經就能夠恢復到正常狀態。所以患者不用太過憂慮，更不要盲目投醫、用藥，以免增加肝臟負擔，惡化病情。

肝藏血，除了會供給全身營養，還會將血通過沖任二脈注入胞宮胞絡成為月經，月經主要由血構成，血為臟腑化生而成，依賴氣的推動運行。氣行則血行，氣滯則氣虛，血滯不行。產生月經的機理中，血為月經之物質基礎，氣為運行血液之動力，氣血調和，月經就正常。肝是五臟之一，主疏泄、藏血，肝內寓相火，體陰用陽，其性剛烈，主升主動。肝屬風木之臟，風善行數變，是百病之長。肝之疏泄、腎之封藏功能，一藏一泄，調節著月經的規律排泄、封藏，維持著月經正常週期、排血量。

肝臟之疏泄功能能夠調節排卵，經期排卵的產生，和肝臟的疏泄、情志條暢有關。肝氣調達，疏泄正常，血海按時滿溢，那麼月經週期正常；若疏泄過度，月經先期而至，疏泄不及，月經後期而至。

理氣血，艾草溫經止痛

明代李時珍《本草綱目》中記載：「艾灸百病、理氣血、逐寒濕、溫經止痛，以三年陳艾為勝。」

追根溯源，上古時期艾草為避邪之物，尤以艾絨為條，薰香居室驅蚊避穢、去暑除濕，可謂是家庭必備的保健之物。孟子說：「七年之病，求三年之艾。」意思是說得了七年的病，確實是非常頑固的，然而使用三年的陳艾卻能治癒它。

如果說杏花是中醫之花，那麼艾草就是中醫之草。艾草有安胎止崩、調經止血、散寒除濕的效果，治流產、月經不調、經痛腹痛、子宮出血，根治風濕性關節炎、頭風、月內風等。根據科學研究證明，艾草具有平喘、鎮咳、祛痰、抗菌、抗病毒、鎮靜、抗過敏、止血、抗凝血、護肝，以及利膽的作用等，可謂是「萬用之草」。而艾草對女人來說，更是大有用處。

中醫認為，人之所以充滿生氣地生活著，與氣血緊密相關，以氣帶血，以血養氣，陰陽平衡，人才能身體康健。女性體質為陰性，最容易受寒致病。寒邪進入身體之後會消耗掉身體內本來不多的陽氣，導致周身血液不暢，臟腑得不到滋潤，所以有一部分女性有身體沉重、僵硬、酸痛的症狀。

而艾草為純陽性，可以起到補充陽氣的作用，因此它可使女人氣血充足，從內至外散發活力與魅力。可以說，艾草對女人是天生的滋補品。

有一部分女性有經期痛經的問題，可以用艾條熏穴位。有一些女性害怕艾灸的疼痛，那可以用艾草泡腳。用艾草三根，放到鍋裡熬水，大約十五分鐘，然後用熬制的艾草水泡腳。先倒一小部分艾草水，浸過腳面，絕對不能加冷水，一直等到水溫逐漸變涼，涼到腳可以承受的範圍，放到裡面泡。等到水溫變涼，再加艾草水，反覆加熱。注意不要在寬敞通風的地方泡，以免溫度降低過快。泡的時候，身上的衣服最好多穿一些，穿睡衣要加外套，避免寒氣侵襲。

用艾草泡腳的時候，會感覺膝蓋逐漸發熱，肚子也感覺熱了，身上還會微微出汗，喉嚨有點熱，然後頭上也會出不少汗，這時就可以不用繼續泡。在泡腳時喝一碗紅棗桂圓羹，效果會更佳。

有的女性懷孕時會出現習慣性流產的徵兆，此時可食用艾葉煮雞蛋。艾草的用量不需過多，一般每次六～十五克，吃太多會有副作用。雞蛋兩個，最好用砂鍋煮，別用鐵鍋。雞蛋煮熟後去殼取蛋再煮，只需要用小火煮半個小時即可。有習慣性流產的孕婦，孕後第一個月可以每日服一次，連服五～八天。孕後第二個月可以每十日服一次，孕後第三個月可以每半月服一次，孕後第四個月可以每月服一次，一直到分娩，效果非常明顯，生出來的孩子健健康康。

曾經有一位患者向我訴苦，白帶一直不太正常，時而渾濁，時而清稀，時而量多。她最初吃一些抗生素，再加一些殺菌婦科栓劑，情況就會好轉，若是停用，立刻就會反覆。

我們生活的環境充滿細菌，從出生開始，女性陰道內就存在著各種細菌。正常情況下，這些細菌與身體能和諧共處，對女人的身體也沒什麼影響。但是，若經常用一些洗液殺滅陰道中的細菌，或者濫服抗生素，尤其若是用香皂洗外陰，都會破壞原本平衡的環境，細菌就會發生紊亂，婦科炎症就會上身。

一旦出現這種情況，我推薦患者用陳艾煮湯洗陰部。只需要用一小撮的艾草泡水，大火煮開後中火煮十五分鐘。撈出艾草扔掉，把艾草湯放入殺過菌的木盆中。放到溫度合適時坐進去，讓艾藥湯薰蒸陰部二十分鐘，再用清水清洗。注意，千萬別往裡面加冷水。

我經常告誡女性朋友，與其用各種高級的洗潔液，還不如用傳統的方法，用天然的艾藥湯清洗，這是給私處最好的保護。

艾草性溫，五行屬火。以艾草的活力，將陰道的濁水沖出來，這是古代名醫經常用的方法。《本草綱目》記載：「艾，可作煎，治下部䘌䘌，利陰氣，生肌肉。」如果熏艾藥湯的同時，再進行按摩，效果自然更加明顯。晚上九點，三焦經當令時，女人的任脈和脾肝腎三條陰經都在中極交匯，中極彙聚了四條經脈的氣血，是治療陰道大部分疾病的終極之道。而中極五行屬水，按揉中極（參P2穴道圖），就能將陰道之中的濁水沖出來，讓女人清清爽爽。因此，每天晚上按揉中極十分鐘，也是治療陰道炎不錯的方法。

婦科疾病的穴位剋星

身為女人，要學會時常和自己的身體對話，懂得一些重要的氣血按摩穴位，調氣養血，才能真正地從裡到外的漂亮、健康。

和男人相比，女人要經歷初潮、生育、絕經等特殊時期，哪一個時期呵護不好，都會給身體造成困擾，像月經不調、白帶異常、子宮肌瘤等疾病。

前段時間，我接觸過一位患者，是一位三十多歲的單身女性，外表優雅，工作是高級程式設計師的工作，有房、有車，就是沒有男朋友。幾個月前，她無意摸到自己的下腹部有一個雞蛋大的腫塊，剛開始她還沒有放在心上。隨著時間的推移，她總感覺肚子變大了，以為自己發福了，就拚命地減肥。結果，不僅沒有減掉肚子上的肉，腹部反而愈來愈大，排尿的次數也增多了，就連月經週期都發生了變化。周圍的人都對她產生了懷疑的目光，一個連男朋友都沒有的人，怎麼可能這麼像孕婦呢？她自己也覺得有些奇怪，就到醫院去檢查，結果嚇一跳，原來是卵巢囊腫。

卵巢是女人身體裡重要的器官，肩負著重要的使命，同時也是腫瘤的好發部位。引起卵巢囊腫的原因除了一些疾病因素，跟外界環境、工作壓力、家庭紛爭以及身體素質、心理調節能力等都有關係。

她害怕做手術會在腹部留下一道難看的疤痕，就拿著化驗單找到我，希望我用中醫的方法為她治療。我一邊看著她的化驗單，一邊從各方面瞭解情況，最後判斷她是「氣滯型」囊腫。這類女性看上去從不生氣，但心裡卻常嫉妒、憂鬱、敏感多疑、性格孤僻。

我讓她每天下午五~七點（腎經當令之時），練習抱腿壓湧泉穴（腳底中間凹陷處，在足掌的前三分之一處）二十分鐘，可以坐在床上或沙發上，右腿向後屈起。用鼻子深深吸氣，同時左腿往頭面方向抬起，伸出雙手，將雙手的四指併攏壓在腳底的湧泉穴上。抬起的腿一定要伸直，不能彎曲。雙手壓住湧泉時，吸進的氣要快速到達卵巢部位，並從卵巢中央向湧泉的方向衝擊。持續一分鐘再吐氣，吐氣時猛然鬆開壓著湧泉的雙手，想像卵巢囊腫從湧泉猛然彈出。練完左腿，再練右腿。如此反覆練習二十分鐘為宜。年紀比較大，平衡性較差，或者初次練習的女性，可以躺在床上。一條腿伸直放於床上，緩緩抬起另一條腿，伸出雙手，四指合抱按壓在湧泉穴上，這樣就非常安全了。

有人會問，這是什麼歪道？一個囊腫可以用按摩湧泉穴治好？中醫認為，卵巢囊腫五行屬水。湧泉是腎經的井木穴，五行屬木，為腎經之子穴。母親（腎）有難了，兒子（湧泉）肯定要來救助。因此，《黃帝內經・本輸》說：「腎出於湧泉，湧泉者足心也。」練習抱腿按壓湧泉穴，湧泉的衝擊、繃腿、收腿的互換動作，能按摩腎經，把腎裡的卵巢囊腫塊化散開來，然後從經脈排出去，所以，湧泉穴絕對是不二之選。

這位女患者，按照了我告訴她按摩湧泉穴的方法，每天下班回家後堅持按摩，一個月之後，她下腹部雞蛋大小的腫塊已經明顯變小了，和蒜瓣一般。我又讓她繼續按摩，又過了半個月左右，她告訴我，下腹部的腫塊完全消失了，而且還去醫院進行檢查，發現卵巢囊腫的情況也得到有效改善，卵巢基本上恢復了健康。

其實，我們身上還有很多類似湧泉穴這樣以一敵百的穴位。例如八髎穴，八髎位於骶椎，又稱上髎、次髎、中髎和下髎，左右共八個穴位，分別在第一、二、三、四骶後孔中，合稱「八穴」。八髎這個區域，正是盆腔所在之處，鄰近胞宮（子宮、卵巢、附件的統稱）。這個區域的皮肉應該是很鬆軟，能捏起來的。如果不鬆軟，說明經絡肌膚之間有粘連，這種粘連正是體內，尤其是胞宮有問題的外在表現。而婦科的一切疾病，都與胞宮緊密相連。

搓八髎，可以調治女性的月經不調、月經過多或過少、閉經、白帶異常、子宮病、卵巢病、盆腔病、附件炎、泌尿系統疾病、腎系統疾病、乳腺病，而且操作方法簡單，沒有任何副作用。

早在《黃帝內經・骨空論》中就有明確記載八髎調治婦科疾病的功效：「腰痛不可以轉搖，急引陰卵，刺八髎與痛上，八髎在腰尻分間」。這裡的腰痛包括了腎部疾病，因為腰為腎之府。「陰卵」在女人指的就是盆腔、子宮、卵巢、陰部、泌尿系統。另外，八髎五行屬水，擅長調節全身的水液，疏通氣血。

因此，每天晚上看電視、聽音樂，或臨睡前都可以搓八髎，可以自己搓，但最好是請人幫忙，這樣能調和陰陽，協調臟腑，通經活絡的效果更好。

以一敵百的穴位除了八髎穴，還有前面說過的三陰交、三焦經穴，對婦科都有幫助。

婦科疾病中的盆腔炎是一種複雜的病，它從來都不是單獨出現，而且反覆發作的機率非常大。但盆腔炎可以不吃藥，也可以不打針，只要天天堅持「髖部按摩」，持續幾個月就可以治

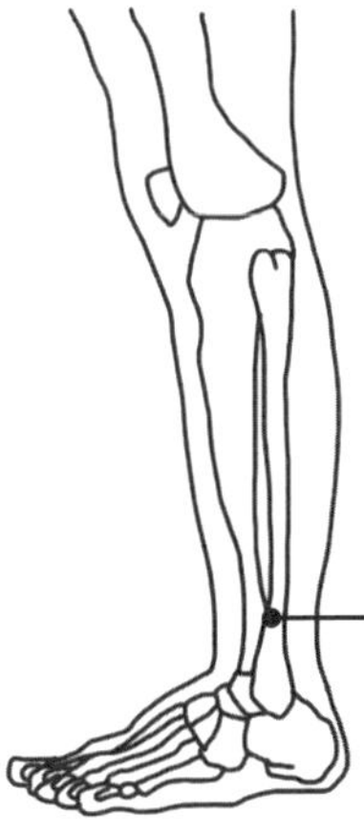

癒。髖部按摩法很簡單，雙手叉腰，雙腳呈外八字站立，儘量踮起腳尖，然後後腳跟自由落下，讓腰髖部重重地顫兩下。

腰髖部在身體的中間，是氣血上下通行的必經之處。若一天總是坐著，腰髖部一整天基本處於靜止狀態，氣血很容易阻塞不通，為濕熱、寒邪提供了容身之所。每天多進行髖部按摩，那麼這一區域，特別是任沖二脈的氣血就會流通起來，也就能治癒盆腔炎等婦科疾病。

總之，人之所以會生病，主要是氣血不通。上面不通，堵在乳房，乳房就會出問題；下面不通，堵在髖部，婦科就會出問題。

血氣暢通，遠離經痛

先生的公司新來了一位總機名叫小ㄚ，年紀很輕，才剛二十歲，說話輕言細語，很招人喜歡，人長得也很漂亮，只是瘦了點。但她的工作做得很到位，大家都很滿意。

過了一段時間，有天早上吃飯，先生對我說，妳們女人怎麼每個月都要請一、兩天假？我說，大概這小丫來月經了，不太舒服需要請假。

又過了一段時間，小丫從每個月請兩天假，延長到請五天。最長的一次，竟然請到十天，據說是回老家調養去了。後來，我去先生公司找他，小丫正好在值班。我看辦公室沒什麼人，想起這事，就順便問了她。

小丫是一個直爽的人，就一五一十地把前因後果跟我說了。原來，她從前並不痛經，可是最近這一、兩年，每次來月經都痛得死去活來，不請假根本撐不住，而且經血顏色特別深，有很多血塊，有時候感覺自己都要虛脫了。

痛經有原發性和繼發性兩種。小丫這種屬於繼發性痛經，大多是寒症。現在的女孩子都喜歡穿裙子，低腰褲，露臍裝，冬天也不愛穿毛褲。像小丫，每當夏天到來，辦公室裡開著很低的空調，自己還穿著短裙，腳下是高跟鞋，自然寒氣來襲。當寒毒在身體裡愈積愈多，再加上精神和工作的壓力，痛經自然就找上門。

根據我多年的經驗，大多數痛經都是被凍出來的。既然是凍出來的，只要給子宮加「一團火」即可。中醫講「寒症熱治」，既然這種痛經是凍出來的，那麼就可以用艾草來對付它。我告訴小丫每天晚上來我家一趟，在九點三焦經當令之時，用艾條熏關元、水道、歸來穴（參P2穴位圖）。艾草性溫，入肝、脾、腎經，能溫暖子宮、祛除寒濕、疏通經絡。關元穴能補元氣、固根本、增加自身正氣，用以驅逐寒邪；水道、歸來穴專治痛經，又臨近子宮，是子宮的守護神，能第一時間溫暖子宮。

持續兩個月後，小丫的痛經現象逐漸好轉。

如果無法用艾條熏，還有一些按摩的手法。中醫講「痛則不通」，氣血不行很多情況下都是因為經絡不通導致的。通過按摩，可以打通經絡鬱結，疏通氣血運行，使經血順利排出體外。具體方法有二：

一是斜擦小腹兩側。先將雙手搓熱，置於小腹兩側，從後向前斜擦，方向朝外生殖器，不要往返擦動，方向要一致，以摩熱為度。這個方法可以疏肝理氣，止痛調經。

二是按摩小腹。雙手相疊置於小腹中間，緊壓腹部，慢慢按摩腹部，以一分鐘二十次左右的頻率進行，直至小腹內有熱感為宜，共五分鐘。這個方法可以促進小腹內微循環，具有調經止痛的作用。

如果說痛經是女人的大關卡，那麼月經不調可說是女人一生中許多坎坎坷坷的小關卡。身為女人，一輩子多多少少都要碰到幾次月經不調的現象，要麼是總提前，要麼是總推後，要麼是量太多，要麼是量過少，雖然不是什麼大病，但卻總影響人的心情。

月經不調還和心情、工作壓力有關。此外，先天不足、七情所傷、外感六淫、多產房勞、臟腑受損等，都有可能引起月經不調。偶爾一、兩次因環境改變、情緒變化導致的月經不調，不必太驚慌，調整好生活習慣和心態，自然能改善。但長期月經不正常就要注意。

具體來說，月經不調可以分為以下幾類：一是血虛型月經不調：證見月經後期，量少色淡，質清稀，伴有眩暈、失眠、心悸、臉色蒼白、神疲乏力、舌淡、脈弱無力。二是腎虛型月經不調：證見月經初潮較遲，經期延後，量少，色正常或暗淡、質薄，伴有腰酸背痛，舌正常或偏淡，脈沉。三是血寒型月經不調：證見月經後期，量少色暗，有塊，或色淡質稀，伴有小腹冷痛，喜溫喜按，得熱則減，或畏寒肢冷，小便清長，大便稀薄，舌淡，苔薄白，脈沉緊或沉遲無力。四是氣鬱型月經不調：證見月經後期，量少色暗有塊，排出不暢，伴有小腹脹痛，乳脹脅痛，精神憂鬱，舌正常或稍暗，脈弦澀。

知道了原因，自然就有相應的措施。中醫養生的核心就是陰陽平衡，即秉承「寒者熱之，熱者寒之，實者瀉之，虛者補之」這一治療原則，促使陰陽偏盛偏衰的異常現象得以糾正，恢復相對平衡狀態。治療月經異常，同樣也是遵循這個宗旨。血虛就要補血，可吃黃酒送黑魚頭灰：黑魚頭1個，黃酒適量。將黑魚頭曬乾後煆灰備用。每日兩次，每次用量為五～十克，黃酒送服，月經前開始服用，連用三～五天，可以養血滋陰，活血消瘀。腎虛就補腎，那麼就吃桂圓蓮子粥：桂圓肉二十克，蓮子二十克（去心），白米一百克，一起煮粥食用，方便、簡單又實用；血寒就用溫補法，那麼相對應的策略是溫經散寒的當歸泡甜酒，當歸三十克，肉桂六克，甜酒五百克，用甜酒浸泡前兩味藥一週以上，方可服用，每日一～二次，每次三十～六十克。氣鬱就要疏肝理氣，懶人就去藥店買點逍遙丸，喜歡親自動手的人就用香附十克，川芎六克，紅糖五十克，一起煎湯去渣服用。這樣下來，什麼問題都能一一解決掉。

不過，月經雖然調好了，還要控制自己的嘴。女人是很嬌貴的，特別是月經期間，不要貪吃過於辛辣的食物，以免耗傷陰血，或者讓燥熱迫使血液下行，導致月經先期、經血量過多；也不要吃太多冷食、冷飲之類寒涼的食物，以免「寒博於血」，讓寒氣把血凍住，運行不暢，導致月經後期或量少。只有氣血暢通，月經才會正常。

月經過量的艾灸法

袁老師今年二十八歲，是一所中學的老師。袁老師非常敬業，前年結婚，去年懷孕，年底孩子出生，她只休了四個月的產假就提前上班。袁老師與丈夫都是獨生子女，想再生一個孩子，但她覺得自己應該以工作為主，打算重新回到講臺。於是便與先生商量，孩子出生六個月之後就到醫院放置了避孕環。沒有想到一個月後會出現以下情況：經期還算準時，量卻增加了，顏色是暗紅色的，有時候血量非常大，非常嚇人，經期也延長很多，甚至達到兩週。月經量過大導致她出現頭暈、疲乏的症狀，極為影響工作和生活。為了治療經期量大，她吃了不少藥，但是幾乎不起作用。她並不擔心月經量多，而是擔心這樣影響自己工作。因此她希望找到一個永久治癒的辦法。她甚至想過拿掉避孕環，可是又擔心懷孕。後來在別人的推薦下，袁老師找到我看病。

我查看了她的病歷，中藥、西藥確實用了不少，這該如何是好呢？袁老師因為工作非常忙，所以我建議她一個自我治療的艾灸方法，具體方法是：取出艾條點燃，對準腳的大姆趾末節的內側，距趾甲角十分之一寸的隱白穴處施治，艾灸時間以一刻鐘為主。每天至少艾灸一次，一週為一個療程。

通過艾灸隱白穴治療月經量多，已經有很長的時間了，在《扁鵲神應針灸玉龍經》中就記載：「隱白穴……月經不止，血崩。」在《神應經》之中記載道：「月事不止，刺之立癒。」《醫學綱目》亦說：「婦人下血不止，取隱白五分灸之。」《保命集》中指出「崩漏症宜灸隱白」。從中醫的角度來看，月經過多、淋漓不盡主要是因為沖任不固、臟腑功能失調所引起，治療的方案應該以健脾、補肝、益腎為主，以調理沖任二脈。其中最關鍵的就是健脾。脾為生化之源，統領諸經之血。如脾虛不能攝血，失其所統血不循經，則錯經妄行，容易出現女性月經量大、淋漓不止。隱白屬太陰脾經之井穴，能夠產生通血健脾、益氣補中的作用。所以藉由針灸隱白穴能夠起到治療血崩的作用。

根據現代醫學顯示，艾灸隱白穴對於多種原因引起的月經量多、淋漓不盡，都有很好的緩解作用。雖然還沒有研究出其中的道理，但療效卻非常明顯。

袁老師掌握這個方法之後便開始艾灸。一個月後到我這裡復診，此次月事一來，她就按照我艾灸的方法，連灸了三天，月經量果然減少了很多；又灸了四天，月經就停止了。既然有效，我便讓她每次都使用。袁老師按照我說的方法，又繼續灸了兩個月，月經完全恢復了正常。她高興地告訴我，現在已經可以專心工作。

惱人的陰道炎有妙方

我曾經接診過一位老年女性患者，她經常感覺手腳發麻，長期治療都無效，後來我幫助她重獲健康，所以對我非常信服。有一天，這位老人家又來了，她告訴我最近罹患陰道炎，外陰和陰道如同被火灼燒一樣，又熱又癢，讓她忍不住去抓。以前她也曾經有過類似的經歷，都是到藥店購買外陰洗液沖洗，沖幾天就自然康復了，但是這次已經連續洗了好幾天，卻毫無效果，於是便來看病。

我告訴她，可能是因為經常使用，所以細菌有了耐藥性，她應該選擇其他藥物進行治療，我有一個不錯的方子，而且價錢非常便宜，操作簡單：取冰片三～五克，用無菌紗布包裹，放入陰道，放置的時間以六小時為宜，每天一次，一週為一個療程。

老人家非常不解，疑惑地問，這冰片會變成水，這個怎麼能用呢？我解釋說，冰片又名片腦，是從龍腦香的樹脂和揮發油中提取的結晶。冰片的顏色接近於灰白色或淡棕色，味清涼，氣清香，形狀呈梅花狀，半透明，所以稱為「梅片」。冰片這味藥在醫書上早有記載，被認為是「開竅辟邪之藥」，味道非常芳香。「香之氣能辟一切邪惡，辛烈之性能散一切風熱」，這就是冰片能起到非常強大的抗菌消炎作用。老人家聽完之後恍然大悟，她說一定會按照我說的方法進行治療。三天之後她對我說，她嘗試了這個方法，感覺舒服多了，才用了兩、三次，下陰的症狀就有了很大的改善！

冰片為什麼能夠對內外陰瘙癢起到治療作用？因為陰道炎、外陰瘙癢這些病症都是由細菌、真菌或病毒引起，而冰片微寒、辛苦、性涼，主要功效為解毒清熱。經過研究表明，冰片有抑制綠色鏈球菌、金黃色葡萄球菌、肺炎雙球菌等細菌滋生的作用。在電子顯微鏡下進行研究，更可發現在顯微鏡的作用下，真菌細胞會慢慢變形，最後死亡溶解。此外，經過研究發現，冰片能夠對病毒的增殖產生抑制作用，可以用於抗病毒。此外，研究發現冰片能夠起到消炎、消腫、鎮痛之效，可以治療慢性盆腔炎等疾病。

黃女士年近三十歲，因為慢性盆腔炎症到醫院治療。但是因為該病治癒非常緩慢，所以她希望我能提供一些輔助治療的方法。經過再三思考，我推薦她做「縮陰提肛功」。

「縮陰提肛功」其實是一種最直接的叫法，在醫學上稱為「盆底肌肉訓練」。這個名字可能讓人摸不著頭緒，做起來卻非常簡單：躺在床上，放鬆全身，有意識的收縮陰道與肛門部位的肌肉。收縮陰道的動作，與小便時候突然收縮陰道非常相似。每次同時收縮陰道、肛門，時間保持在三秒鐘左右，然後放鬆三秒鐘，再繼續，連續進行十五分鐘。每天一次，需要持續一個月。

剛開始進行訓練的時候，可能只能保持三秒鐘，經常練習以後，以連續進行十秒為宜。另外，進行訓練的時候，一般人較容易犯的錯誤就是收縮到屁股、大腿部位的肌肉，陰道、肛門處的肌肉卻沒有變化，但是只要稍微注意一下，就能夠改進。

那麼，做這個動作為什麼能治療慢性盆腔炎呢？一般來說，骨盆腔炎患者的骨盆腔內部都會出現增厚粘連的炎症組織，從而造成局部血液循環不暢，只是吃藥治療，藥物很難進到血液循環的炎症部位，導致治療效果不明顯。從中醫角度講，該病的主因為「瘀血阻絡」，在治療上應該強調「活血化瘀」。因此，治療慢性骨盆腔炎的藥物，如桃紅四物湯、失笑散、桂枝茯苓丸、生化湯、少腹逐瘀湯等，都是有化瘀活血作用的藥物。

「縮陰提肛功」則是透過運動而產生「活血化瘀」的作用。不斷收縮、訓練骨盆底的肌肉，能夠有效促進骨盆腔內部的血液循環。有研究顯示，一組患者進行長期用藥，另一組患者在吃藥的情況下也加強盆底肌肉訓練。採用同樣的治療時間，加強骨盆底肌肉訓練的患者，治療有效率可高達二〇%。道理非常簡單，訓練骨盆底肌肉，能夠使藥物發揮療效。訓練的作用就是促進血液循環，令人體內更多免疫細胞進入骨盆腔，極大限度發揮出抗菌消炎的潛力。所以，持續練習縮陰和提肛，對治療慢性骨盆腔炎有很好的效果。

第八章

氣血充足，
胸部自然豐滿升級

穴位按摩，美形保健防腫塊

其實，很多時候人的性格和健康狀況有很大的關係。從健康的角度上說，凡事都悶在心中、事事都追求完美的女人很容易患乳腺疾病。女人天生心思細膩、愛生氣，若生氣太多、氣散不出去，就會傷害身體。女人生氣，乳腺和子宮也會受影響，乳腺走的是脾胃系統，而子宮走肝。氣上升，則乳腺受損，下沉則子宮受損。

根據我看診的經驗，有很多女強人經常乳房脹痛，月經前脹痛得厲害，月經到來時會稍微減輕一些。很多女性即使出現這樣的現象也不放在心上，照樣一天到晚忙個不停。直到後來，身體時不時出現痛經、腰酸背痛、大便乾燥等症，心情愈來愈差，變得煩躁、易怒，看誰都不順眼，愛發脾氣，乳房脹痛得厲害，有時候睡著了甚至會痛醒，肩膀、腋窩、胳膊也跟著疼痛，睡不好。

到醫生那裡一看，觸摸乳房發現裡面有很多邊界不清、質地柔韌、大片的腫塊。舌質淡，舌苔薄白，肝脈弦細。非常明顯，是肝鬱氣滯、痰濁凝結，間雜型乳腺增生。很多女性朋友看到這樣的結果嚇壞了，害怕自己得了什麼絕症。其實並沒有那麼嚴重，還未到乳癌的地步，不過是有些乳腺增生，與長期的生活習慣有關，例如生悶氣，症狀就會加重。

乳腺增生屬中醫的「乳癖」範疇，主要表現為氣機不暢，乳房處脹滿疼痛，症狀時輕時重。《瘍科心得集》中這樣描述乳癖：「有乳中結核，形如丸卵，不疼痛，不發寒熱，皮色不變，其核隨喜怒消長，此名乳癖……」不僅描述了腫塊特點，還指出乳腺增生和情緒變化有關。

其實，這種乳腺增生可通過穴位按摩來改善，平時多喝些有疏肝益氣之功的中藥茶亦可緩解。重要的是要保持開朗的心情。俗話說得好，「病由心生」，生病與心情有很大關係。心情開朗，經常哈哈大笑，才能確保身體健康。生氣時若不能將怒氣發洩出去，停留於體內，濁氣就會逐漸積累。停留於胸部會變成邪毒，進而誘發乳腺增生。此時，首先要做的就是排毒。找一把椅子，雙臂向後伸直，十個手指交叉握拳，之後將拳頭擱在椅子背上。吸氣的時候胸部儘量向前挺，頭向後仰。呼氣的時候縮回，重複數遍即可。

需要注意一點，吸氣時要吸一大口，想像氣在腹部逆時針轉一圈，之後在胸部逆時針轉一圈，而後緩緩吐出。要想像氣在身體中轉圈時，這股氣流正在清理體內的邪毒，向外吐氣時要乾脆俐落，這樣邪毒才能全部跑出來。

練習的過程中，你會發現雙手手掌姆指根部的大魚際剛好靠在椅子背上。手部反射區中，大魚際為心、肺、整個胸腔呼吸系統的反射區。深呼吸、緩呼氣，讓氣去洗滌、帶出體內邪毒。每天午睡後，心經當令，騰出半小時的時間練習，能夠瀉胸腔之邪火，讓人心情舒暢。處在發育階段的小女孩經常練習，能夠補足氣血、疏通經絡，讓乳房發育正常，身材更加高挑。

上述這套按摩方法沒有地點限制，可以在辦公室練習。回家後，可以另外做下面這套按摩動作：脫掉鞋襪，雙腳放到水中舒服地泡泡腳，可坐著取足厥陰肝經的行間穴。行間穴位於人體足背側，大姆趾與二腳趾縫後方凹陷處。行間穴有疏肝瀉火之功，每天按摩三～五分鐘，之後再向上，至足三里處按摩三～五分鐘。足三里有化濕健脾之功，能夠有效消除乳腺增生。

此外，可以按摩乳房。乳腺增生通常在乳房周圍，特別是左、右、下方比較多，在家時可先用熱毛巾焐一下，之後揉按疼痛部位，力度不宜太重，每次揉至疼痛緩解為止。其中，要按個重點穴位——乳根穴。乳根穴位於乳頭直下、乳房根部，每次按摩十分鐘，可以大大提升乳腺增生的治癒率。

按摩後，再泡上一杯由刺五加、枸杞、杭白菊、合歡花、陳皮、百合花組成的茶會更好。此茶之中，刺五加、枸杞有平補肝腎之功；杭白菊有清肝火，明亮、潤澤雙眼之功；合歡花可以讓人心情愉快，安神解鬱，活血消腫；陳皮有理氣除脹之功；百合花有潤肺、去痰濁之功。不過此茶不能在月經期間喝。

持續這樣一、兩個月後，就能消除乳腺增生問題。當然了，心情的好壞也有決定性作用。

可能有人會疑惑，喜歡生氣的人患這種病很容易理解，可那些凡事都親力親為的女性朋友為什麼也會患這種病呢？實際上，這是個相對應的過程。凡事都親力親為的人，一切事都要求完美。一個人愈是表現得完美，就愈說明她在極力控制自己的情緒。可是，每個人都有七情六慾，長時間壓抑自己的情緒得不到宣洩，卻又無法化解壓抑情緒，身體一定會出現不良後果。過度壓抑情緒，一定會導致氣滯血瘀。從經脈循行的角度上說，足陽明胃經經過乳中，此經脈也是十二條經絡中多氣多血的經脈，所以氣滯血瘀於表時，就會出現乳腺增生。

女人必須懂得關心、照顧自己，結合傳統的經絡、穴位理論。下面就來為女性朋友們推薦一套乳房保健按摩操，每個星期持續做二～三次，有調暢氣血、通絡散結、美形保健等功效，整個過程中採取坐姿。

一、抹推：左手托著乳房，右手四指沿著乳房外上、外下緣向乳頭抹推三遍；右手托著乳房，左手四指沿著乳房內上、內下緣向乳頭推抹三遍。

二、摩搓：四指併攏，拇指張開，手掌貼到皮膚上，以乳頭為中心，做環形按摩乳房十圈。雙手交錯，手掌搓脅肋十下。

三、指按：用中指點按膻中穴（前正中線上，兩乳頭連線中點）、期門穴（位於胸部，乳頭直下第六肋間隙，前正中線旁開四寸）、乳根穴（乳頭直下，乳房根部，第五肋間隙，距前正中線四寸）、足三里穴（位於外膝眼下四橫指、脛骨邊緣）、太沖穴（位於足背側，第一、二蹠骨結合部之前凹陷處）各十秒。

四、揉拿：拇指與食指揉拿對側乳房腫塊，沒有腫塊的女性可揉拿乳房，方向從乳房內側到腋窩處。

五、托顫：雙手托起乳房，抖顫乳房三十次。

六、指擊：四指指尖輕擊對側乳房，乳暈為中心做環狀叩擊五遍。按摩的同時配合「開心疏肝茶」，能夠有更好的療效。

經絡按摩，胸部愈來愈豐盈

很多女性朋友追求藥物、手術豐胸之法，殊不知這些方法對人體健康有著潛在的危害。豐胸沒有錯，但可以通過健康的豐胸之法讓自己凸顯傲人曲線，而經絡療法就是健康療法之一。

健康乳房的基礎為：經絡暢通、氣血充足、臟腑功能正常。所謂經絡豐胸，即通過調節臟腑功能、疏通經脈、啟動體內潛能與活力，促進乳房二次發育，讓胸部變得更豐滿、堅挺、有彈性。

經絡豐胸指通過手指或手掌疏通經絡，主要按摩方法包括：指按、指推、指揉、指拍等。通過這些手法調理能夠行氣活血、疏通經絡、排毒散瘀，進而讓萎縮、扁平、松垂的乳房與先天發育不良的乳房能二次發育，心情也變得柔和、平靜、舒適。

中醫經絡豐胸和穴位按摩的方法有所不同，屬於中醫外治之法。根據體表內臟等理論，「以指代針」，通過經絡調節來隆胸。

想要擁有健康的身體，氣血循環必須正常，細胞活化所需的營養要依賴血液運行。如果氣血在經絡間滯留，一定會影響相關部位機能。所以，經絡疏通血液非常重要。下面就來具體為大家介紹幾種經絡豐胸之法。

一、調節沖任

沖任二脈起於胞中，沖脈和足少陰腎經同行，和陽明經相同，可以調節十二經氣血，稱為「血海」。一旦沖任二脈失調，就會引發月經不調、崩漏、閉經、不孕、乳房低平，針刺特定穴位即可調節沖任，達到豐胸的效果。

二、梳理肝氣、活血通絡

肝主疏泄，可調暢氣機。經絡、器官、氣血活動不暢會誘發胸肋、乳房、少腹脹痛，針刺某些特定穴位能夠疏通肝氣、活血通絡，有非常好的健胸豐乳之功。

三、益氣健脾

脾主肌肉，中醫裡面所說的肌肉包括肌肉組織、脂肪組織等結構，脾可生化水穀精微物質，人體的肌肉要依靠水穀精微來養。若脾胃之氣虛衰肌肉便得不到濡養，時間久了，就會導致肌肉萎縮，乳房中含有乳腺、脂肪，而脂肪屬於肌肉範疇。脾胃虛弱，乳房低平，可以刺激特定穴位，進而達到益氣健脾、健胸豐乳的目的。

經絡豐胸的好處非常多，能夠促進激素分泌，讓乳腺組織增生，乳房變大；促進乳房脂肪儲存，讓乳房變得豐滿；促進乳管外平滑肌、彈性纖維等收縮，讓乳房更加堅挺、豐滿；還能促進乳房懸韌帶健全。

若實在覺得自己胸部太平，時常因為自己的身材缺乏信心，可以嘗試一下經絡按摩的方法，可能會有一定的幫助。不過要每天持續。根據不同經絡部位採取不同的按摩手法，讓乳腺神經、乳腺管、乳房組織發生不同程度的改變，進而調節雌激素、孕激素，達到豐胸的目的，改善乳房發育不良、萎縮、鬆弛、下垂等。

經絡豐胸建立在氣血之上，因為氣為血之帥，血為氣之母，二者相互滋生、促進。病理上，氣滯會引發血瘀，氣虛會引發血凝。氣血受父母先天之精，出生後會在空氣、飲食中吸收營養，經過臟腑綜合作用獲得。

通過純中醫的經絡療法豐胸，不但不會威脅健康，還可幫助提升自身抗病能力，有豐胸、美胸、健胸之功。應用這種方法的過程中不使用任何藥物，以疏通經絡為主，無任何副作用、痛苦，還能治療乳腺增生、痛經、月經不調等症。

經絡豐胸可讓胸部變得緊致，指壓或按摩人體經脈穴道，即可健美養生。指壓的過程中若出現陣痛，說明那條經絡氣脈不通。稍微碰觸穴道會異常刺痛，冷汗直流，千萬不能忽視，可能為病兆反射，應當儘快檢查、保養、治療。

尋穴的方法非常簡單，手指觸及穴道時，能感受到柔軟，好像裡面有凹洞，注意穴道點，能產生輕微酸麻感，感覺敏銳者甚至能感受到指壓的地方有輕微溫熱。

指壓穴道時，應當先找需要的指壓穴道點，之後用拇指內側指關節壓住穴道點，而後用力向下壓，下壓的同時心中默念1、2、3、4、5、6，數到6的時候，指力就已深入穴道點，而後稍停留兩、三秒，數5、4、3、2、1，慢慢全部鬆開，拇指仍然放到穴道點上兩、三秒，而後重複上述動作，每個穴道最少按摩五次以得到顯著效果。

常按膻中穴，防治乳腺疾病

乳腺增生為第一大乳房疾病，威脅著女性的健康。不過女性朋友們也不用太過緊張，只要及時調理，乳腺增生並不會對身體產生重大影響。中醫對乳腺增生的調理有其獨到之處，認為經常進行一些按摩即可緩解此症狀，本節將介紹按摩膻中穴緩解乳腺增生的方法。

中醫上說，人體前面正中循行的經脈叫「任脈」，為調節人體全身陰經氣血之「統領」，稱作「陰脈之海」，和女性的某些特殊生理活動有著密切的關係。一旦任脈不通，就會出現月經不調、經閉不孕、帶下異常、胸腹脹滿疼痛等。任脈虛衰，就會導致胎動不安、流產、月經後延、閉經、月經淋漓不盡等。所以說，在女性的日常保健中，調理任脈是必需的，而膻中穴是任脈中調理乳腺的重要穴位。

膻中穴位於胸部前正中線上，平第四肋間，兩乳頭連線中點。膻中穴可治療心肺疾患和乳腺系統疾患。因為歸屬任脈，與乳房接近，是預防治療乳腺系統相關疾病的必要穴位，所以被稱為「婦科要穴」。在現代體表紅外輻射光譜掃描方法中，證明在乳腺增生患者中，膻中穴比其他地方紅外輻射強度降低，說明膻中穴為乳腺增生的特殊反應點。有些女性乳腺系統相關疾病會出現在哺乳期，如乳腺炎、產後缺乳；有些會出現在月經前後，如乳房脹痛；有些女性朋友出現的乳房不適，可能預示患有乳腺增生、乳癌。提醒女性朋友們，一旦乳房不適或異常，要及時到醫院進行檢查、診斷，防止延誤病情。日常生活中，自我按摩是個簡單、容易操作、效果理想的方法。

1. 揉法，用中指端按揉，每次按揉兩分鐘左右。

2. 推法，用雙手拇指指腹，從膻中穴沿著前正中線，緩慢而均勻地由上向下推，每次推兩分鐘。

極度生氣，氣運行不下去時，也可按摩這個穴位。對於愛生氣或什麼都不說、悶在心裡的女孩來說，平時可以自行按按這個穴位。

豐胸的四個穴位

每個女人都想要擁有C罩杯或D罩杯的尺碼，而胸部罩杯的大小的確是女性自信的外在條件，而「穴位豐胸法」是既簡單又有效，而且沒有不良副作用的豐胸方法。

中醫認為，乳房的豐滿和氣血之間有著密切關係，如果臉色發青、口唇發白、常常頭暈，而且晚上經常性失眠，經量減少，說明體內已經嚴重氣血不足。此時若不及時補充氣血、改善體質，乳房就會下垂、縮小，胸型變得難看。這個時候，女性朋友們可以按摩乳四穴。

乳四穴共包括四個穴位，分布在以乳頭為中心的垂直和水平線上，分別距離乳頭二寸處。經常按摩這四個穴位能夠改善乳房氣血循環、局部供氧，豐胸效果很不錯。

具體按摩方法：被按摩者仰臥於床，按摩者用中指或食指沿著順時針的方向按摩乳四穴，每個穴位按摩一分鐘左右，之後逆時針點揉一分鐘左右，至局部出現酸脹感。

卵巢雌激素的分泌量和女性胸部豐滿與否有著很大的關係，只有最大限度地將雌激素引流至乳房上，才可以讓乳房變得豐滿、圓潤、挺拔。通常情況下，卵巢雌激素分泌的最高峰為月經後第十一～十三天，這三天也是豐胸的最佳時期。等到第十八～二十四天，雌激素的分泌量雖然減少，豐胸效果還是很不錯的。

所以，在這十天中，如果可以每天堅持按摩這四個穴位五分鐘，即可將雌激素最大限度地引向乳房。堅持不懈，乳房就會變得堅挺，罩杯也會一級級增加。

此外，可以每天分別按揉乳根穴（參P2穴位圖）、乳中穴（乳頭的中央）一百次；或是按摩三陰交穴（位於足內踝尖直上三寸處），每次按摩一分鐘，也能產生不錯的豐胸效果。

按揉肩井穴，驅除乳腺疼痛

乳房疼痛困擾著很多女性朋友們。偶爾出現乳房疼痛，女性朋友們一般不會放在心上，殊不知這樣是非常危險的。

記得有一次，一個朋友讓我陪她去醫院，朋友的精神狀態還不錯，就是神色有些憂慮。看到醫師後，她對醫師說，自己的乳房上好像長了東西，之前去看外科，醫師診斷是乳腺小葉增生，吃過一段時間的西藥，不過沒什麼效果，就想著看看中醫。診斷之後發現，朋友的兩側乳房的確有幾個或大或小能夠觸及的片狀和顆粒狀結節，稍微有些硬，觸摸的時候有痛感，的確為乳腺小葉增生之症，此病多因肝鬱痰凝所致。月經來臨時乳房脹痛，並且腫塊比現在大，即使不按也會痛，月經結束後不按不會痛。

其實，出現這種情況和氣血之間有很大的關係。醫師對朋友進行檢查，發現朋友的舌質紅、舌邊有瘀斑，舌苔微黃，切脈弦細數，此皆為氣血阻滯之症。出現上述症狀，說明乳腺疾病尚未嚴重到不能醫治的地步，乳腺疼痛主要為長時間的壓力、精神負擔，導致肝失疏泄、氣血不暢，進而誘發乳房脹痛。醫師給她介紹了一種按摩方法——按摩肩井穴，中醫按摩不僅可以活血、舒暢筋骨，還是日常重要的保健方式。

肩井穴的「肩」指穴位在肩部，「頸」指底部空隙，肩井穴指膽經的地部水液從這個地方流入地之地部，此穴物質是膽經上部經脈下行而至的地部經水，到這個穴位之後，經水從本穴地部孔隙流入地之地部，因而得名「肩井穴」。

肩井穴具體按摩方法為：按住兩肩最高點，也就是肩井穴處，於兩個胳膊交叉，雙手放到肩膀上，大拇指貼在脖子上，其餘四指併攏，中指處。按摩此穴最好選擇揉法，即手指按住穴位迴旋轉動，於原地轉圈，手指要用力下壓，讓力度透下去，有助按摩效果。

這種按摩方法可以治療肩背痹痛、手臂不舉、乳癰、肩酸痛、頭酸痛、眼睛疲勞、高血壓、落枕等。

蝦仁歸耆粥，調補氣血又豐胸

對於女人來說，胸部可以體現一個人的氣血盈虧，若氣血不足，無法上達胸部，子宮、卵巢分泌激素不足，加上經絡受阻，胸部無法收到氣血，就會變得鬆弛、下垂、乾癟。總體來說，女性胸部豐滿，很大程度上說明氣血充足，反之則說明其氣血虧虛。既然氣血為影響女人胸部大小的重要因素，那麼一定可以通過調補氣血的方法達到豐胸的目的。

下面就來為女性朋友們推薦一款補氣血、豐胸的粥——蝦仁歸耆粥。具體做法：取蝦仁十克，當歸十五克，黃耆三十克，桔梗六克，白米五十克。

先把當歸、黃耆、桔梗用紗布包好，放到鍋中，倒入適量清水煮二十分鐘，之後放入蝦仁、白米一同熬煮成粥即可。每天吃一次。此藥膳粥有調補氣血、健胸豐乳之功，特別適合由於氣血虛弱而出現乳房乾癟、缺乏青春活力的女性食用。當歸有養血活血之功，李時珍的《本草綱目》中有記載：「古人娶妻為嗣續也，當歸調血為女人要藥，有思夫之意，故有『當歸』之名。」當歸有補血活血、調經止痛、潤腸通便之功，因此自古以來就被視為婦科調經、胎前產後的要藥；黃耆性溫，為補氣藥中常見的一種，稱作「補藥之長」。將當歸與黃耆合用，能夠補氣活血、養血升陽。

蝦仁、白米能夠調補陰陽、養胃益氣，養好脾胃。這道藥膳以桔梗為使，升提肺氣，引藥力聚集在胸部。因此，多種食物、藥材共同作用，就能充分發揮出豐胸之功。中醫有句話說得好「有形於內，必形於外」，身體中的氣血充足，乳房自然會變得豐滿。

第九章

氣血虧子宮寒，
氣色差百病生

子宮，美麗與健康之源

子宮支配著女性一生的幸福，掌管著女人的美麗、健康。可與此同時，子宮還是身體中的脆弱部位。

最令女人煩惱的就是皮膚問題，很多女人被色斑、痘痘、暗沉、粗糙等皮膚問題困擾著，伴隨這些皮膚問題的還有生理週期不準、月經時間延長、痛經加劇、排卵期腹痛等，均讓女人心煩不已。

實際上，女性出現上述問題的病根很可能是子宮，子宮若不健康就容易導致各種問題。女人想讓自己變得年輕漂亮，就應當學會如何維護、保持子宮健康。

下面這個測驗可以大致呈現一個人的子宮狀況。

一、生活篇（每題4分）

1. 你已年過三十。
2. 長時間工作壓力非常大。
3. 日常生活非常不規律。

4. 吸煙、喝酒無度。
5. 經常食用涼性食物。
6. 採用違反身體規律的極端減肥。
7. 走、坐的姿勢錯誤。
8. 長時間服用含雌激素的保健品。

二、症狀篇（每題5分）

1. 體重曾經出現過大幅變化。
2. 畏寒怕冷。
3. 身體浮腫明顯。
4. 月經期曾至十天甚至更長。
5. 下腹局部常常出現疼痛。
6. 排尿、排便時疼痛。
7. 有嚴重貧血，而且易眩暈。
8. 陰道流血，同時伴隨著白帶增多。
9. 連續二～三天排卵期出血。
10. 經前或經後點滴出血。

三、性愛篇（每題3分）

1. 二十歲前就有性生活。
2. 性愛前後雙方幾乎不用流動清水清洗私處。
3. 性生活沒有規律。
4. 長時間沒有性生活。
5. 性愛過程中出現不正常出血和混有血絲排泄物。
6. 性愛時腰痛情況加劇。

若妳的測驗分數在〇～三十分，表示妳的子宮年齡在三十歲左右，意味著妳的子宮基本合格。不過不能高興得太早，因為這還不能說明妳的子宮非常健康。此時，妳的子宮最主要的問題就是血液循環變弱，肌膚可能會表現出膚色暗沉、沒有光澤、黑眼圈等。此時，女性最易患畏冷症，應當學會預防。子宮血液循環變差的時候，自律神經機能會下降，激素平衡會變得紊亂，這些都會影響到排血量。若子宮的排血量下降，皮膚血液循環也會下降，攜氧量一旦下降，皮膚就會變得黯淡，而且會由於循環力變差而易長出黑眼圈等。

若妳的測試分數在三十～七十分，表示妳的子宮年齡在三十五歲，此分數說明妳的子宮已經有隱疾，此時妳可能已經感受到內分泌有點紊亂，經常月經期間腹痛。分泌低下會導致皮膚乾燥、浮腫；分泌過盛會表現出暴食卻不長胖、疲勞、成人痘等。老化廢物積攢於體內，導致浮腫，長時間停留於肌膚表面的老化角質會導致肌膚紋理粗糙，同時讓黑色素滯留，易形成色斑。所以這個階段要注意浮腫、色斑等隱患。

若測試分數在七十分以上，則應提高注意力，因為妳很可能已經患有某些婦科疾病，如子宮肌瘤、子宮內膜炎、盆腔炎、輸卵管炎、卵巢炎、骨盆腹膜炎、卵巢囊腫等。此階段女性的肌膚大都不是細膩乾淨，這主要為婦科病導致激素紊亂誘發的，此時子宮可能已不再健康，皮膚易長痘痘、色斑，肌膚肌理變得粗糙。

通過這個測驗我們不難看出，女人如果想年輕、美麗，必須呵護子宮，這是女人一生的大事。因為擁有健康的子宮，才能擁有健康的身體和美麗的容顏。

膚色暗黃氣色差，小心子宮出問題

每個女人都希望自己是最美的，那美的標準是什麼呢？其實，每個人對美麗的定義都不同，有的人認為氣質最重要，有的人認為容貌最重要，有的人認為身材最重要……而在這些觀點之中，普遍認為最重要的一點就是白裡透紅的肌膚。

肌膚出了問題，很可能意味著子宮出了問題。因為子宮不但是生命之源，也是美麗之源，它和女人的容顏、身心健康、幸福生活等有著密切關係。健康子宮為女人美麗之根本，所以，女人想要遠離暗黃臉色，擁有水靈、白皙的肌膚，必須確保自己的子宮健康。

談到這裡，女性朋友們可能會問，怎麼提高子宮的健康程度呢？下面就來具體為女性朋友們介紹一下提升子宮健康的調養方法。

一、子宮健康女性的調養方法

1. 性生活有助月經週期規律

現代女性忙於工作，有時候甚至一年半載與丈夫分居，千萬不能以工作繁忙為藉口而放棄每個星期的性愛。美國性醫學研究發現，規律性生活可以調經，讓女性由伴侶身上獲益，進而影響自身內分泌。由此不難看出，性生活愈是規律，女性身體中的激素分泌愈恒定，與其有關的生理反應也會愈來愈穩定。

每個星期一次的性生活，能將月經週期調節至二十九天，維持五天，此為保持女性生育能力、內分泌健康之最佳週期。溫尼・佛雷德・卡特勒博士的調查研究發現，若性愛頻率低於每星期一次，效果欠佳，甚至不如完全沒有；如果高過這個頻率，適度便可利於女性生理健康。既然每個星期在性生活上花二十分鐘甚至一小時即可得到子宮之健康，何樂而不為呢？

2. 吃些能溫暖子宮的飲食

對子宮危害最大的就是寒冷，多數女性都或多或少有些體寒，表現於皮膚上就是乾燥無光，而食物是導致體寒的重要誘因之一。

如果偏愛冷飲，體溫就會下降，子宮也會因此不舒服。即使工作忙碌之時，也應吃些溫熱食物，如薑茶、紅糖水等，這些均可溫暖子宮。若常常四肢冰冷，而且伴隨著痛經，應少飲綠茶，少吃生冷寒涼之品。

畏寒的子宮會導致代謝不暢，代謝不暢的女性大都缺乏蔬菜內含的一種酵素，雖然生鮮蔬菜有些冷，不過可以產生酵素，提升人體新陳代謝速度，提升體溫。

3. 必要的暖身護理

現在女性大都在辦公室工作，冬暖夏涼。在夏季，辦公室開著空調很容易導致身體寒冷、手腳冰涼，此時進行暖身護理即可擁有美麗的肌膚。

坐在辦公室時，最好遠離風口，可拿一個小毯子或一件外套蓋在膝蓋、小腹、腰間。

4. 適當的運動有助血液輸送至子宮內

適當的運動能夠有效促進微血管血液循環，提升子宮蘊血之力。每天晚上睡覺的時候學著螳螂的樣子做運動，能夠大大提升子宮力。此運動可預防手腳冰冷，提升肌膚之透明感，甚至能抗老化。

具體做法：仰臥，手腳向上伸直，放鬆，手腳晃動。整個雙臂、大腿都要跟著一起震動，持續一分鐘。

二、子宮略有不適的女性該如何調養

如果子宮健康已經受威脅，在肌膚上初現端倪，尤其是內分泌失調讓人心煩不已，此時應當同時進行子宮保養和美容。

1. 排毒

如今，排毒已經成為女性朋友們關注的一大問題。上班的時候坐到電腦前，下班後躺在沙發上看電視，每天不是坐著就是躺著，很少有機會運動，容易將毒素滯留於體內，血液長時間不流動，就會積壓於盆腔，盆腔易發炎。其實，只要每天抽出時間走上十幾分鐘即可順利排出身體中廢物，促進人體新陳代謝。

2. 規律睡眠

晚上十二點到淩晨兩點睡眠可提升機體新陳代謝，除了可以讓子宮得到更好的休息，還可讓肌膚更加美麗。確保充足的睡眠之後，就能解決代謝紊亂、皮脂分泌控制力差、成人痤瘡等肌膚問題。因此，至少要確保在晚上十二點到淩晨一點時在睡覺，每天保持下去，即可促進子宮健康和肌膚美麗。

3. 平衡內分泌

從中醫的角度上說，與子宮健康關係最密切的為肝、脾、腎，如果容易長痘痘，屬內分泌失調類型，應當「補腎健脾」，對性調理滋補方，或通過飲食來調養，此時可吃馬鈴薯、紫薯、山藥、栗子等有補腎健脾之功的食物，偶爾可用這些食物來代替主食，或在三餐中吃一些，對健康大有幫助。

4. 適當按摩

子宮力變弱，肌膚也會跟著變差，表現出浮腫和暗沉。此時可以適當的按摩調節自己的代謝能力。

想要提升代謝，應當擁有愉悅的心情，要同步進行按摩與情緒調節。每天對著鏡子微笑，能夠給大腦發送指令，自己告訴自己要「變漂亮」，即可消除肌膚問題。

可以用按摩乳液來代替高級化妝品進行按摩，按摩前，雙手交握。左手在下、右手在上，手指交叉，這樣能夠提高手溫。輕揉耳朵，之後感覺將耳朵眼都拉大一樣向外拉，在我們耳朵周圍集中了淋巴結，可消除浮腫，此外，「闊耳」還能讓心情變得更積極。「輕揪」將訊號送至肌膚深處，用食指、大拇指指尖揪住臉頰，尤其是鼻唇溝較明顯的女性，沿線條由下到上揪。眼睛下方也得「揪」。「輕揪」可改善眼下方浮腫、下垂，為肌膚深處消失活力的皮膚組織輸送「刺激」訊號，讓其活化。「揪」眼尾一側，平常不塗抹眼霜則無法護理的眼尾，可通過「輕揪」達到美膚效果，能避免老化廢物之積攢，還可消除煩人的皺紋。「手掌按摩」能讓臉部線條更清晰，雙手手掌包住臉頰，讓其向上抬，想像自己理想的臉部線條，維持三十秒，雙手放到下頜至頸部。邊按壓邊打開喉嚨，刺激甲狀腺，提升整體新陳代謝。如果臉上有鬆弛皺紋，可將食指和中指呈V字形夾嘴角，有意識地將肌肉向斜上提拉，除去面部浮腫。改善眼睛下方皺紋：邊拉眼尾，邊用另一隻手食指按摩眼下方，由眼角到眼尾。

三、子宮健康低下的女性該如何調養

若此時子宮健康已出問題，而且因此罹患婦科疾病，應當積極治療，並改善生活習慣，即可讓子宮重回年輕狀態。

1. 泡澡

泡澡可提高子宮力，配合一些運動，可加倍出汗、代謝，讓子宮中的血液循環變得更為迅速。可在溫水中使用自己喜歡的浴劑，配合下面這套動作：

腹部用力，收緊腹肌，傾斜坐於浴缸中，之後將後背離開浴缸，上半身姿勢不變；靠著浴缸做下一個訓練，雙臂放在浴缸邊上，兩條腿分別向上抬四十五度，膝蓋儘量不彎曲，重複此操作四次，可訓練腹肌和背肌；雙腿併攏，一同向上抬起斜上四十五度，保持此姿勢，膝蓋儘量不彎曲，重複四次，注意手要抓住缸邊。

想要提升肺活量，可在盆中放好溫水，在水中憋氣。此時可感受到全身都變熱了起來。泡澡的時候身體較柔軟，可儘量伸展兩腿，上半身前傾，柔軟後背、腹部肌肉。重複做四次；雙腿呈彎曲狀，手臂稍稍抬起，上半身緩慢左右扭動，重複此操作四次；雙手朝浴盆外碰不到牆的方向抬起，盤腿而坐，保持此姿勢，深呼吸，儘量伸展手臂，這樣會比較容易呼吸，重複此操作四次。

2. 告別不正確的性生活，同時定期做體檢

很多男女進行性行為以前都不洗澡，實際上這種做法對女人來說危害很大，不潔的性生活可能會導致陰道炎、子宮頸炎、子宮頸糜爛、輸卵管炎症等。雖然很多人並不將這些感染放在心上，實際上它們是外陰癌、陰道癌、子宮頸癌、輸卵管癌的誘因。此外，常常在經期、產期性交也易誘發子宮頸癌。因此，清潔、節制的性行為就是在對子宮健康負責。此外，定期體檢也非常重要，因為有些嚴重的婦科疾病初期發病沒有症狀，只有體檢才可發現。

3. 疏通經絡，還子宮卵巢健康

從中醫的角度上說，子宮既是生殖器官，也是內分泌器官，它的健康與否決定著女人是否有「女人味」。中醫理論認為，人體任脈、督脈、沖脈之經氣都起於胞宮（即子宮和卵巢），由此也能推斷出子宮對於女人的重要性。

每天傍晚五點至七點時，用力按揉兩條腿上的三陰交穴（位於小腿內側，腳踝骨最高點向上三寸處），各十五分鐘，可保養子宮、卵巢，促進任脈、督脈、沖脈暢通。氣血暢通之後，不但可以遠離婦科疾病，還可擁有白裡透紅的肌膚，促進睡眠，讓肌膚緊實而有彈性。

4. 補鈣也是補子宮

一項研究表明，鈣不但能維持肌膚彈性、年輕，還可以促進子宮健康。美國研究人員發現，每天攝取高鈣食物可以降低卵巢癌的發生機率。調查結果顯示，每天攝取高鈣食物的女性比鈣攝取量不足的女性患卵巢癌的機率低四十六％。起司、牛奶、豆製品中鈣含量豐富，建議可以每天適量攝取。

子宮寒冷易不孕

胞宮是人體神秘、神聖之所，它掌管著新生命的孕育過程。將男子陽剛之精的種子播撒于女子陰柔的土地上面，陽精和陰精結合，生出兒女。女人投入全身心滋養這顆種子，與新生命共同體驗孩子成長的喜悅。

現在很多女人選擇剖腹產，不用再擔心難產和自己的安危，可卻面臨了新的問題——懷孕一、兩個月之後孩子停育，這是怎麼回事？

近年臨床觀察發現，不孕、胎兒停育的女性有很多，陽氣不足是主要原因。也就是說，受精卵、精子和卵子，以及伴隨著的不孕不育現象，已成為女性朋友們不得不面對的問題。

子宮是女人的重要部位，喪失生育功能預示著內部機能受損，或為先天缺陷。那麼為什麼會有這麼多女性喪失生育能力，一而再再而三地流產、停育、死胎呢？

腎陰和腎陽支持著子宮的發展，腎陽不足為導致胞寒的主要原因，在《傅青主女科》一書中記載道：「夫寒冰之地，不生草木；重陰之淵，不長魚龍。今胞胎既寒，何能受孕？」這句話的意思就是說，寒冷、陰森、沒陽光和溫暖之處寸草不生、魚龍不長，既然頑強的草木都不得生，稚嫩的生命更是難以生存。

過去，女性多病主要為營養不良所致，而現代女性多病多為過食寒涼、辛辣之品耗陽傷陰所致。從中醫的角度上說，單純腎陰不足的女性不多，更多的是陰陽兩虧，因此，不孕的女性中，宮寒不孕、陽虛停育所占的比例較大。

子宮是否寒冷可以從細節中看出來。例如，有的女性臉色不好，蒼白或暗黃，臉上總好像蒙了層灰，不紅潤。小腹常常冰涼，這種涼由內而外散發出來，即使在夏季，小腹也是涼的，這樣的女性稍微著涼就會腿涼、拉肚子，冬天更是手腳冰冷。還有個明顯症狀是經水後期、經色紫黑、有血塊，平時易腰酸腿軟。

由此不難看出，腎陽虛時子宮的顯著表現就是溫度降低。我們一直將子宮比作土壤，如果這塊土壤養分、水充足，卻始終得不到太陽的溫暖，又如何培育出好的「胎兒」呢？這裡的太陽就相當於女性體內的腎陰和腎陽，只有它們平衡、穩定，子宮才健康，才能正常生育。一旦腎陽不足，即體溫不夠，腎陰虧損，子宮則「寒」而不孕。生命力強的胎兒尚且能存活一段時間，長出胎芽和胎心，一旦步入生長肝腎的時期，胎兒的能量就會不足，會由於母體能量供應不足而停止發育、死亡。

子宮周圍有很多細小的經脈，稱為胞絡，直接和腎臟相通，接收臟器傳給子宮的能量，因此有「腎主胞宮」之說。

這些胞絡會形成小氣場，在胎兒成長的過程中將其「托舉」住，為其提供溫暖和能量，讓胎兒於子宮內茁壯成長、發育。這些小氣場能不能變旺要依靠腎氣，陽氣充足與否直接影響了胞宮胎兒巢穴之安全。

帶脈穴，改善宮寒血虧

宮寒，即子宮寒冷，不過從中醫的角度上說，宮寒除了包含著子宮，還包含著女性的生殖器官，如卵巢、輸卵管等。有句話說得好，氣血主宰人體命脈，關係著身體各個部位的健康狀況，一旦氣虛血虛，氣血運行就會受阻，進而導致女性宮寒。

通常情況下，宮寒的女性朋友會表現出以下症狀：

一、身體發胖

氣虛血虧的女性很容易氣血運行不暢，身體中的毒素無法及時排出體外。多數人認為發胖是進食過多所致，其實不然，很大一部分女性是由於氣虛、氣血無法到達子宮，導致子宮熱量不足引發的。為了讓身體機能順利發揮，小腹就會累積脂肪保護子宮，子宮愈是寒冷，愈需要累積脂肪，進而誘發肥胖，這種肥胖不僅僅是某個部位肥胖，還伴隨著氣短乏力、失眠多夢、經量減少、不排卵等症。

二、發生痛經

痛經為氣血瘀滯、運行不暢所致，經血無法排出體外，瘀滯於身體之中，時間一久，就會凝結成塊。血塊瘀堵於身體之中，就會產生疼痛。只有調和氣血，確保氣血之通暢，瘀堵消，才可遠離痛經。

三、手腳冰冷

手腳冰冷主要為氣血兩虛所致，因為氣虛、血虛，導致氣推動力不足，血液運行不暢、血液量不足、血液循環變差，不能將血液供應至身體末梢。

對於宮寒的女性朋友來說，帶脈是首選穴位（參P2穴位圖），它和我們身體中的其他經脈不同，是橫向的。它總束縱行脈，固護腹腔器官。不過多數女性並未意識到它的重要性，平時想吃什麼就吃什麼、身著露臍裝、睡的床太過柔軟、按摩不當等，導致帶脈失去平衡，誘發多種疾病。

由雙腳向上，共十條經絡經過帶脈，同時受帶脈約束，因此，每天晚上用熱水泡腳，經脈即可運輸充足的熱量和氣血至帶脈，以保養帶脈。

在此提醒女性朋友們注意，帶脈非常怕冷，若寒氣襲體，在身體中愈積愈多，就會使得帶脈失調，也就是說，即使穿得很多，仍然會手腳冰冷，而且會痛經。

女性朋友們可以通過艾灸的方式來調養帶脈穴，進而改善由於帶脈受寒而出現的不適症。每天晚上睡覺以前，切一片薑放到肚臍上，再進行艾灸，效果也很不錯，但是提醒女性朋友們注意，**帶脈不能拔罐**。

補血茶，防治子宮內膜異位

子宮內膜異位為常見的婦科疾病，會導致經痛、骨盆腔疼痛，甚至誘發不孕，通常情況下，氣虛血瘀的女性易罹患子宮內膜異位，在醫生診斷出此證之後可選擇適合自己體質的茶來飲用。將藥材包入紗布之中，之後放入鍋中，倒入一公升清水熬煮即可。

一、氣虛型有氣無力

門診中，此類體質的患者占四成之多，經常會伴隨著頭暈疲倦、臉色蒼白，經量時多時少、經痛等症。多數氣虛型患者為久坐少動的上班族女性，由於坐著時身體氣流不通順，就會在女性子宮卵巢上表現出疾病，可服太子參等藥材補中益氣。不過感冒時不能喝。

具體配比：太子參、麥冬各十一克，五味子、炙甘草各二克，當歸六克，川芎、木香、澤蘭各七克。

二、血虛兼氣虛

血虛患者通常兼有氣虛之症，常見症狀：貧血頭暈、臉色蒼白、怕冷、心悸，若貧血體虛，易導致血液循環不暢，發病機率會上升，此時除了要服用補血藥材，還應當添加炒白朮等補氣虛藥材緩解症狀。但腹部易脹氣者不宜飲用。

具體配比：熟地黃、炙甘草各二克，雞血藤、炒白朮、五靈脂各七克，川芎、當歸各十一克。

三、血瘀型血滯不順

此類體質的女性大概占二成，主要症狀為：唇色偏紅或偏白、手腳酸麻、生理期經血量大、有血塊。由陰虛陽亢致氣血逆亂，血流不順暢而瘀，應避免吃冰冷食物，以免血瘀更加嚴重。經常腹瀉者不宜飲用。

具體配比：當歸、木香、香附、元胡、澤蘭、五靈脂各七克，炙甘草二克，川芎十三克。

四、陰虛型女性

陰虛型女性通常為工作勞心勞力、損傷體質所致，此類女性易併發婦科疾病，有經痛、口乾舌燥、臉色暗沉、皮膚乾燥等症，應選擇甘寒藥材，如用熟地黃、生地黃滋陰潤燥。脹氣、消化不良者不宜服用。

具體配比：熟地黃、生地黃各二克，當歸六克，川芎、麥冬各十一克，枸杞、澤蘭、五靈脂各七克。

五、肝鬱型鬱悶煩躁

肝鬱型也為氣滯鬱悶型，會有經痛、胸悶、嘆氣、睡眠品質下降、情緒低落等症。長時間憂鬱、睡眠品質不佳而肝氣不疏，氣不順出現血滯的女性會煩躁，應當用柴胡、香附等藥材疏肝解鬱。口乾舌燥、體質燥熱者均不適合飲用。

具體配比：柴胡、鬱金、香附、川楝子各七克，當歸五克、川芎十一克、炙甘草二克。

桂枝茯苓丸，清熱補血治肌瘤

前面已經提過子宮對女人來說有多重要，因此，我們更要好好保養、護理子宮。子宮既重要又脆弱，容易發生多種疾病，不過如果平時多加注意，就能預防多種和子宮有關的疾病。

子宮肌瘤是一種常見、容易發生於女性身上的腫瘤，屬中醫「癥瘕」「石瘕」之範疇，多為血瘀化熱所致。肌瘤較大時最好進行切除手術，如果較小，可以通過中藥進行保守治療，以免再度長大。

我常常會為血瘀化熱而致子宮肌瘤的女性推薦桂枝茯苓丸，此方出自《金匱要略》，用其活血化瘀、緩解瘕塊。不過此方劑只適用於血瘀化熱導致的子宮肌瘤。此類型子宮肌瘤主要為長時間月經先期，經量增多，導致氣血兩傷，沖任不固，誘發子宮內瘀血瀦留。瘀血內結的時間久了，就會耗傷身體中的大量氣血，導致虛熱內生，逐漸積累，形成子宮肌瘤。因此，治療過程中應當活血化瘀、清熱軟堅，並且還可補養氣血、調補受損的沖任。

下面就來具體介紹桂枝茯苓丸的做法：桂枝、茯苓、牡丹、桃仁、芍藥各等份，再加些有養血清熱之功的藥物，此藥效果雖然不錯，不過應當嚴遵醫囑，不可擅自服用。

中醫認為，子宮肌瘤為七情內傷、臟腑功能失調、氣滯血瘀所致，西醫則認為子宮肌瘤和內分泌失調有關，不管是那種原因所致，都源於不良的生活習慣。因此，為了預防子宮肌瘤，生活應當規律。

不過有一點要注意，活血化瘀並非短時間就能實現，不能太過著急。調理身體的過程應當有耐心，藥物輔助方式應當遵循對症下藥、循序漸進的原則。

菖蒲止血丸，止消瘀血停惡露

惡露，即產婦分娩之後子宮蛻膜脫落的部分，尤其是胎盤附著物處脫落的蛻膜，內含血液、壞死蛻膜等組織。通常情況下，產後三個星期惡露就能排乾淨，若超過三個星期仍然淋漓不盡，就是惡露不止。

惡露為新媽媽完成人生重大任務後最先面臨的困擾，雖然這個時候生產的過程已經結束，不過殘留於胞宮中的餘血、濁液仍會在一段時間內逐漸排出體外。

惡露的產生主要為臟腑之血生化而成，注入沖脈，其實是產後惡血、廢血。女性分娩之後，只有排出惡血，身體中的新血才可得到滋養，順利運行於體內。若臟腑失調，氣血失養，致使沖任不通，則導致惡露過期仍然淋漓不盡。

惡露不盡多為血熱、血瘀所致，特別是血瘀導致的惡露不盡最為常見。因為血熱而出現惡露不止的女性可取馬齒莧煎湯，效果非常好。因血瘀而惡露不盡的女性可選擇菖蒲。

朋友生產過後發生了惡露淋漓不止，她打電話告訴我，自己已經用了一段時間的西藥，可是沒有效果，而且長時間服西藥她也擔心會影響到正常的哺乳，後來到醫院做了清宮手術，本以為這樣就乾淨了，可沒想到惡露仍然沒有止住。她問我有沒有什麼有效的中醫中藥療法？於是我讓她抽空到我的診所來一趟。

朋友來了之後，我給她做了一些檢查，發現她的舌體紫暗，舌尖上有瘀點，脈弦澀、有力，為血瘀之象徵，而且她的惡露之中含血塊，而且她告訴我，每次排惡露的時候都會感到滯澀，小腹非常痛，稍微用手按都會覺得痛，平時腰酸腿痛，生活大受影響。

很明顯，朋友出現的為寒凝成瘀所致的惡露不盡。我為朋友推薦了蒲黃止血丸為其治療疾病。此方子由蒲黃和醋構成。

此方之中的生蒲黃有化瘀止血之功，擅長澀斂止血，適合各類出血病症。《本經》之中提到，菖蒲「主心腹膀胱寒熱，利小便，止消瘀血」。

現代藥理學研究表明，菖蒲能提升產後子宮收縮力，增加血小板數量，縮短凝血酶原時間。因此，用菖蒲來治療瘀血導致的產後惡露很合適。

第十章

調氣色，抗衰老，經絡保健是關鍵

女性氣血與任沖二脈的關係

《黃帝內經・素問・上古天真論》中有這樣一句話「女子……二七而天癸，任脈通，太沖脈盛，月事以時下，故有子」。可見，女子出現月經初潮，具有懷孕和生育的功能，都是「任脈通」的功勞。

任脈是奇經八脈之一，起源於小腹部位，下出會陰，向上會經過陰毛部位，沿著腹內，一直向上經過關元穴，直到咽喉部，然後再經過面部，到達眼睛下方，是一條經過人體前面正中間的脈絡。任脈主要管血，總管女人們的生育功能，對於女性的津液和精血都有重要的調節作用。任脈正常，女性的月經規律才會正常，才能夠正常懷孕生子。如果任脈的氣血不順，女性就會出現月經不調、小腹脹滿、腫痛，嚴重甚至會出現不孕不育。

沖脈是人體奇經八脈之一。沖就是要衝的意思，說明沖脈是人體血氣中的要衝所在。沖脈也是起源於胞中，下出會陰，並分成了三支：一支沿著腹腔前壁，挾臍上行，與足少陰經並在一起，分布在胸中，然後向上行，經咽喉，環繞口唇；第二支是沿腹腔後壁，向上走於脊柱內；最後一支出會陰，分別沿股內側向下走到足大趾間。形象地說一下，沖脈就像是人體中的一根網線，上下連接，接通了身體的各個陰經，從而連接起身體中全部的十二經脈，也連結起人體五臟六腑中的全部氣血，所以沖脈也有「十二經脈之海」之稱。

當經脈臟腑中的氣血不足，沖脈可以進行滋補和補充；當經脈臟腑的血氣非常充盈，沖脈又可以起到儲存和調節的作用。沖脈運行通暢，臟腑功能就會正常。「二七」女孩正是發育的時候，如果沖脈的運行受到阻礙，臟腑氣血得不到正常的供應，人體就不會健康。

十幾歲女孩在剛來月經的時候，有些人就會出現痛經的現象。中醫講「不通則痛，通則不痛」，痛經就說明了身體中的血氣「不通」，而任沖二脈主要的作用就是調節女性的月經，只要能夠確保任沖二脈通暢運行，就可以減輕身體的痛經現象。

還有一些女孩子在來月經幾個月以後，突然就不來，有的女孩子還會出現月經不止的現象，這些症狀在中醫中稱為閉經和崩漏。其實，這些症狀都是任沖二脈失調所造成，只要及時進行調解，都是完全可以控制的。

任沖二脈不僅主管月經，還統御女子的生殖能力。只有任沖二脈氣血旺盛的時候，血才可以下注胞宮，瀉下之後才能成為月經，妊娠的時候才能滋養胚胎。如果任沖二脈的氣血不足或者是行經不順暢，女性就會出現不孕不育的症狀。可見，任沖二脈對於女性來說是多麼重要。

要怎麼調理任沖二脈呢？

在任脈上有一個非常重要的穴位叫石門穴。石門穴是任脈上一個很重要的關卡，它可以把任脈中經過的那些寒濕之氣阻擋在外面，只讓溫熱的水汽通過人體。這樣，任脈就能夠血氣通暢，不會有血瘀的症狀。任沖二脈是相通的，任脈通暢的時候就可以滋養胞宮，從而能夠促進沖脈通暢。石門穴的位置在下腹部，任脈上，臍下兩寸。可以將右手的中指微微彎曲，然後用第二個手指節在肚臍下量出大約兩個指節的長度，所得位置就是石門穴。按摩時，先將右手的手掌橫放在石門穴上，然後將左手輕輕疊放在右手手背上，一直向下推到毛際的地方，如此反復推按多次，直至小腹溫熱為止。按摩石門穴，能夠讓任沖二脈中的氣血順暢運行，從而溫暖胞宮，可以改善月經不調、崩漏、痛經等生理問題，另外，按摩石門穴還可以滋補腎氣。

經常按摩任沖二脈，可以打通身體中的經絡，保持身體的陰陽平衡。它們的功能就像是一個個連通著很多按鈕的多功能紐帶。多按肚臍以下穴位可改善婦科疾病；按壓肚臍以上，胸以下的部分可改善腸胃問題；多多揉按臉部可美容；多按胸以上，脖以下的部位可調節情緒。每天持續按壓三十分鐘，一定會有想要的效果。

我有一個好朋友晚婚晚育，快四十歲了才生孩子。今年，女兒正好上了國中，小學時，她本來是一個成績非常好的女孩，但是一到國中就有點不適應，有時候為了一點事情就會跟同學發生口角，時間一長，誰都不想跟她接觸。她自己經常獨來獨往、生悶氣，不是很開心。每次一回到家就會跟媽媽抱怨，說自己的胸口總是堵得慌，有些時候還會莫名其妙發脾氣。

一開始，媽媽覺得這個孩子是因為青春期，因此沒怎麼理她。後來有一次在電話中跟我聊到這件事，我告訴她，若是覺得心裡堵得慌，可以用「推心置腹」的方法。胸悶，主要的原因就是氣血瘀滯在胸腹，不夠通順，但是經過這個「推心置腹」的方法，瘀滯的氣血就可以得到消散，任脈通暢，自然會變得神清氣爽。

這個「推心置腹」的做法就需要按摩膻中穴。膻中是任脈上一個非常重要的穴位，對於促進身體中的血脈暢通有很大的幫助。中醫有一種說法，叫作：「膻中者，為氣之海。」如果把任脈比作是中軸線，膻中穴就是這個中軸線上面的金鑾寶殿。在這個寶殿上，還有另外一座寶殿——心包經。膻中穴是任脈的生氣泉源，最主要的作用是保養精氣，護衛心主。但是，如果膻中病變，膻中穴就會出現壓鎮。膻中穴還是心臟的使者，掌管人的各種心情，只有膻中穴行氣通暢，情緒才會正常，否則就會出現生悶氣的現象。

養陽益氣三陽脈，保護容顏不衰老

《黃帝內經》說，女人「六七，三陽脈衰於上，面皆焦，髮始白」。

我時常聽身邊的朋友說，人一旦邁入「四十」，臉色暗淡發黃的速度就會加快，頭髮也變白了，常常是這個月剛染好頭髮，下個月又長出了白頭髮。最可怕的是，手腳冰涼，秋天天氣稍微轉涼一些，手就凍得發紫。其實，這都是陽氣不足的表現。

三陽脈實際上是手三陽和足三陽這六條經脈的合稱。這六條經脈是六腑的經脈，除了前面說過的手陽明大腸經和足陽明胃經，還有手太陽小腸經、手少陽三焦經、足太陽膀胱經和足少陽膽經。可見，六腑的功能衰弱使女人老態畢露，要想拯救衰老的容顏，就要調理好六腑，調養好三陽脈。

中醫認為，臉部聚集了人體許多重要穴位和經脈，三陽脈也有分布在面上，尤其是足陽明胃經幾乎密布在人的面部。按摩這幾條經脈，能夠通經活絡，有利於促進六腑的氣血流通有利。只有氣血流通，身體才能更好地消化和吸收營養，排泄廢物。臉色自然容光煥發、好看，還能預防皺紋產生。

三陽脈除了分布在臉上，還分布在手和腳上。閒來沒事時，兩手相對，稍稍用力，拍手至兩掌有溫熱感為度。每天還要用熱水泡腳，輕輕按摩腳底。如果覺得哪個位置有壓痛，很可能是經絡氣血瘀滯造成的，經常按摩，疼痛就會消失。

除了容顏變焦，頭髮變白也是這個時期一個重要表現。其實，不管是脫髮，還是頭髮變白，都只是表像，其根本原因還是和臟腑氣血有關。中醫認為，心主血脈，肝藏血，而髮為血之餘，所以頭髮和心、肝的關係密切。如果心和肝氣血不足，人的頭髮就會變白脫落。另外，中醫認為「腎其華在髮」，頭髮生機的根源在於腎。人年輕的時候腎氣旺盛，所以頭髮濃密繁盛，到了老年腎氣不足，頭髮就會枯黃脫落。

所以，要保養頭髮，首要保障臟腑的氣血充足。方法有很多，例如多吃一些果仁類的食物，多吃新鮮的蔬菜水果，少吃油膩煎炸的食物。在這裡，我推薦大家一個頭髮不白的秘方——每天吃兩勺炒熟的黑芝麻。吃芝麻的同時，再吃幾顆核桃，效果會更好。

人上了一定年紀就會怕冷，特別是女人。這是因為隨著年齡的增長，陽氣會流失。陽氣就像天空中的太陽。太陽能帶來光明，照耀萬物，而陽氣能夠滋養身體，帶來力量。小孩子的陽氣特別足，即使是冬天，也能在外面玩很久，一點也不覺得冷。而大人就不一樣了。很多四十歲的女人會有怕冷、懶言、身倦、消化不良、食慾不振等情況，這都是陽虛造成的。

中醫認為，陽虛而生外寒。陽虛患者最主要的表現是怕冷、四肢冰涼。這類患者可以多吃一些溫補的食物，多喝具有補血益氣功效的桂圓紅棗湯。到了冬天，可多吃當歸羊肉湯。別小看這道菜，其實它是一道藥膳。羊肉是溫熱的食物，有很好的補腎養陽作用，當歸則有活血的功效。二味同煮，能夠活血補血，養陽益氣。

平時也要多出去活動活動，曬曬太陽，對身體比較有幫助。平時還可以敲敲背。「腹為陰，背為陽」，經常敲背能夠促進背部氣血流通，對於生發陽氣十分有利。敲背時，可稍加用力，但以背部肌肉不感覺痛為度。

時常按揉三陰交，肌膚緊實皺紋少

三陰交是脾、肝、腎這三條經絡相交匯的穴位，具有補氣補血，強身健體，去皺紋，延緩衰老等功效。常揉三陰交，終身不變老。

我大學有個學妹，當年她曾經是風靡全校的美女。畢業沒幾年，她當上了一個外貿公司的董事長，然後就常常在國內國外飛來飛去。有了孩子之後，由於生活飲食長期沒有規律，再加上身體的勞累，她發現自己臉部的皮膚變得很鬆弛，尤其是眼角和脖子，出現了很明顯的皺紋，她用了很多國外的高級化妝品，不過都沒有效果。

有一天，正好我要去她公司附近辦一些事，於是就約她喝茶，結果發現她蒼老了好多。她見到我的第一句話就問我：「妳一定要告訴我，如何才可以讓自己年輕一些。實不相瞞，我不僅是臉上的皮膚變得鬆弛，就連胸部也開始下垂。」聽她說完之後，我就忍不住了，都已經是四十多歲的人了，皮膚變得鬆弛真的可以說是再正常不過。然而她卻說，妳去看看有些女明星，都已經是五十多歲的人，臉還是緊緊的，完全沒有鬆垮下來，還是和年輕時一樣漂亮。

我跟她說，其實妳也能變得和她們一樣年輕，但問題是妳能不能放下妳的事業呢？她一點也不猶豫地說：「能！我已經請好接班人了，現在就是想讓自己修身養性一段時間。」我說：「那很好，首先，妳的飲食一定要保持規律，然後要多多和妳的身體進行親密接觸。每天晚上大約九點，三焦經當令的時候，分別按揉二十分鐘左右腿的三陰交穴，就能達到健脾的效果。現代人的皮膚鬆弛得快，主要原因是飲食沒有節制，喝酒沒有節制，脾傷了，臉部鬆弛自然會變得非常明顯，老態也就驟然顯現。只要持續按摩幾個月，皮膚就會有很大的改善。」

三陰交是脾、肝、腎三條經絡相交匯的穴位。在這之中，脾化生氣血，統攝血液。肝藏血，腎精生氣血。只要女人的氣血足，那些月經先期、月經後期、月經先後無定期、不來月經等統稱為月經不調的疾病自然都會消失。而且其實女人臉上長斑、痘、皺紋，都與月經不調有一定的關係。

除此之外，按摩三陰交還有保養子宮和卵巢的作用。對女人們來說，子宮和卵巢的作用可是無與倫比的。人體的任脈、督脈、沖脈這三條經脈的經氣都同起於胞宮（子宮和卵巢）。在這之中，任脈主管人體全身之血，而督脈主管人體全身之氣，沖脈則是所有經脈的主管。每天晚上五~七點，腎經當令之時，用力按揉每條腿的三陰交穴各十五分鐘左右，從而促進任脈、督脈、沖脈的暢通，就可以保養子宮和卵巢。女人只要氣血暢通，臉色自然就會紅潤、白裡透紅，而且睡得好，皮膚和肌肉也不會鬆垮。

三陰交穴的位置在足內踝上三寸的地方，首先要找到足內踝，就是足踝部鼓起來的那塊骨頭，然後再緊貼這個骨頭，往上移出四根手指頭的距離，對應的那個點就是三陰交穴了。用拇指或中指指端按揉三陰交穴，每次一～三分鐘，要天天持續。

三陰交可謂是脾經的一個大補穴。脾最大的功能之一就是可以把人體的水濕濁毒運化出去。每天中午十一點，在脾經當令之時，分別按揉左右腿的三陰交各二十分鐘，就可以把身體裡面的那些濕氣、濁氣、毒素都給排出去。皮膚之所以會出現過敏、長濕疹、蕁麻疹、皮膚炎等毛病，其實都是因為體內的濕氣、濁氣、毒素在搗亂。只要按揉三陰交，就可以把這些討厭的調皮鬼趕出去，只要持續，不出一個半月，皮膚即可恢復光潔細膩，乾淨無瑕。

對女人來說，三陰交更可謂是「健康益友」，稱得上是婦科病的「靈丹妙藥」，有些人還把它稱為「女三里」。若會痛經，只要能堅持每天揉按三陰交，疼痛就會減輕（配合點按合谷穴效果更好）。有痛經的女性可以在來月經前一週開始，每天花三五分鐘按摩一下合谷和三陰交，或是每天刺激三陰交穴二～三次，每次持續兩分鐘（直到有酸脹感）。

三陰交是一個具有多功能調節的穴位，既可以幫助我們保持年輕，延緩衰老，還可以推遲更年期。有句話叫「常揉三陰交，終身不變老」，說的就是這個道理。

亥時揉敲三焦經，眼角不生魚尾紋

女人衰老最顯著的特徵就是皺紋。而臉部最容易生皺紋的地方就是眼角。眼周圍的肌膚非常薄，而且非常脆弱，很容易水腫，也很容易長皺紋，而且皺紋會隨著年齡的增長而增加或加深。

很多朋友問我，有沒有什麼辦法可以改善、減少眼部的魚尾紋？我告訴她們，不用購買昂貴的抗皺化妝品、眼霜，每天騰出一點時間敲揉三焦經即可。

三焦經是怎麼分布在人體的呢？手少陽三焦經起於無名指尺側末端，然後，沿著無名指尺側緣上過手背，處於第四、五掌骨之間，沿著臂伸兩骨之間直上，穿過肘部，向上臂外側上行到肩部，交出足少陽經後面，進入到缺盆，在任脈的膻中穴處散絡到心包，向下通過橫膈，從胸部到腹部，屬於上、中、下三焦。其支脈則從胸部向上，出盆缺，向上走到頸部，沿著耳後直上，抵在額頭，屈而下行面頰部至眼眶下。另一條支脈從耳後進入到耳中，出走耳前，和前脈在面部交匯，到達目外眥，和足少陽膽經相接。

按摩三焦經的方法如下：

（1）沿著三焦經脈絡敲擊手臂，敲完一遍換手敲擊，兩側各敲擊十分鐘左右。敲的時候一定要能感覺到酸痛感，這樣除了可以調節全身血液循環、增強機體免疫力，還可刺激大腦皮層、放鬆神經，緩解頭痛、目痛、出汗等身體不適症狀。

最好選擇在亥時敲打三焦經，此時手少陽三焦經的氣血達到了頂峰，無論是工作還是休息，只要是感到沒精神、疲倦，都可以在亥時按摩三焦經，保健調養作用非常好。

（2）用中指點壓穴位。搓熱雙手，然後邊吐氣邊用搓熱雙手的中指指腹按壓位於眉梢凹陷處的絲竹空穴（參P2穴位圖），力度要適中，以出現酸脹感為宜。按揉這個穴位，可以淡化眼角的魚尾紋，改善眼瞼下垂。

一、絲竹空穴

加按胃經上的四白穴，可以增強抗皺效果。四白穴位於眼眶下的凹陷處，即向前平視時瞳孔的直線下方，眼眶下緣稍下方可以感覺到一個凹陷，即為四白穴，也稱「美白穴」或「養顏穴」，經常按壓這個穴位，不但可以抗皺，還能美白。

按摩瞳子髎也能袪除眼部皺紋。瞳子髎位於眼眶外緣一公分處，一邊吐氣一邊按壓，每次按壓三～五秒，休息二～三秒，重複幾遍，效果會更好。

按壓魚腰穴，魚腰穴位於眉毛正中間，是非常重要的美容養顏穴。按壓時，可以緊閉雙眼，兩手中指按壓魚腰穴至出現酸麻脹痛感，按壓一分鐘左右即可。

二、魚腰穴

敲三焦經的方法雖然簡單，但是有些問題還是需要提醒大家注意。敲三焦經時，穴位可以找不準，但循經路線還是要找準，以為內穴位的運行只是經絡上的一個點，也就是氣血聚集的地方，即便取穴的時候出現了偏差，只要不錯過經絡，也可以刺激到經絡上的經氣，達到想要的效果。所以，敲揉三焦經時沒必要找準某個經絡，因為整個三焦經上穴位很多，只要按照一定的路線循經敲擊，就能夠敲到很多穴位，如果偏離了經絡，只注重個別穴位，是起不到什麼效果的。

這種方法比較適合五十歲以下過早出現魚尾紋的人，每天抽出十分鐘左右的時間按揉或敲擊三焦經，兩手交替進行，便可得到不錯的效果。

但是三焦經的敲擊力度、時間、次數要依據個人的體質進行。體質比較好的人每天敲擊十分鐘就可以了。但是體質較差，工作很累的人，最好沒事多敲敲三焦經，以保養眼部肌膚，遠離魚尾紋。

神闕、關元穴，給妳飽滿紅潤雙唇

每個女人都希望自己的雙唇紅潤、飽滿、性感。唇是頭部的顯眼器官，無論是交談，還是做其他事情，人們總是在不經意中觀察著他人的雙唇。很多人第一次見到唇色不好的人時會問「你的唇怎麼是暗紫色的」「你的唇色發白，是不是不舒服」「你的唇色青黑，還是少抽點煙吧」等問題，由此也能看出，唇色能反映著身體狀況，可以第一時間將身體中的情況暴露出來。你的身體中所有的好和不好的情況都無一遺漏地暴露出來。

我有位朋友，讀書的時候就是個標準的美人，做事能力非常強，畢業之後，她的婚姻、事業也都非常稱心如意，周圍的朋友都非常羨慕。可就在朋友春風得意的時候，有件麻煩事卻找上了她。那天，朋友到美容院做美容，美容師卻說了一句「妳的唇色發暗，黑色素都沉澱到唇上了。」朋友對著鏡子看了一下，果然如此，唇色黯淡，隱約之中看到幾個黑點，她非常慌張，立即找到我，讓我看看是不是生病了。

經過一番診斷，我得知她患的是陰虛性貧血症。從中醫的角度上說，陰虛性貧血的女性會由於貧血而使得身體中的氧化過程、新陳代謝過程受阻，身體中的各項機能運作都會隨之降低，使得女性的肌膚變得粗糙，唇色暗淡。

對於女性朋友來說，潤澤、細軟的雙唇為女性表露性感的身體語言，也為身體健康的表現，那麼怎樣做才可以擁有圓潤、飽滿、不乾燥的粉唇呢？下面就來分別介紹一下具體的按摩方法：

一、關元穴

從中醫的角度上說，關元穴有固本培元、補益下焦之功，元氣虧損者均可通過按揉此穴來改善症狀。臨床上，多用其治療泌尿、生殖系統疾患。現代研究證明，按揉、震顫關元穴都可調節內分泌，進而治療生殖系統疾病。

做法：每天溫灸三～五分鐘，有強身壯陽、提升男性功能之功，長期按摩，效果更加明

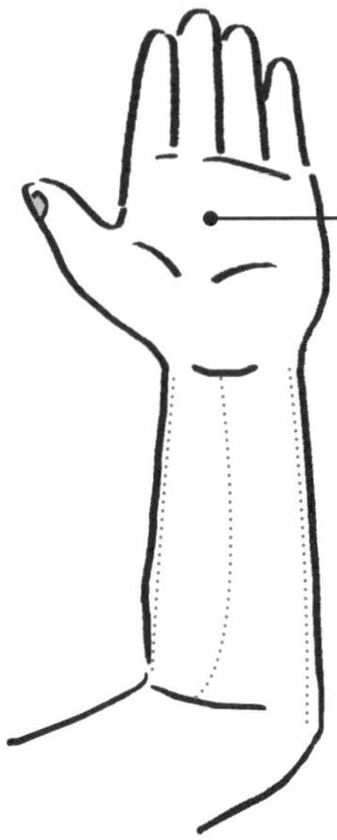
勞宮 握拳屈指，中指指尖對應的掌心中央位置即是

顯；按摩，按揉法或震顫法，震顫法為雙手交叉重疊放到關元穴上，稍微加壓，之後用交叉的雙手迅速、小幅度來回推動，操作的時間、地點不限，注意力度不能過大，按揉至局部出現酸脹感即可。

若覺得艾灸麻煩，採用另一種方法也不錯，每天晚上臨睡前，用一隻手的勞宮穴對準關元穴，之後把意念集中在這個地方，想像著有火將要從勞宮穴噴出，溫暖關元穴，至慢慢入睡即可。身材稍胖者做此動作時肘尖避免支撐在床上，若覺得上臂有些費力、不適，可以在肘尖墊些東西，起到支撐作用，讓整個手臂放鬆下來。也可用搓熱的雙手溫熱關元穴。勞宮穴屬心包經，屬火，借助手掌熱力溫熱關元穴的方法要堅持不懈。還要注意配合意念。

二、神闕穴

神闕穴即肚臍，人體先天的強弱和此穴有著密切關係，所以被稱作先天之本源、生命之根蒂。因此，古人認為，臍是五臟六腑之本。神闕穴為人體臟腑之要穴，為調整臟腑、平衡陰陽之樞紐，經常按摩神闕穴能夠達到非常不錯的養生目的。因此按摩神闕穴能夠調和脾胃、益氣養血、溫通元陽、復蘇固脫。

做法：每天晚上臨睡前、早上起床以前平躺在床上，摒除雜念，同時保持平和的心態，把手掌放到神闕穴上，之後用右手沿著順時針的方向按摩一百次，再用左手沿著逆時針的方向按摩一百次，按摩的次數愈多愈好。

臉上長痘痘，對症三大穴

女人最關注的就是自己的臉部問題，除了想要青春永駐，還希望自己能擁有細緻的肌膚，面部沒有任何瑕疵。每次一到關鍵時刻，就忙著對著鏡子擠痘痘。可是擠完痘痘留下的疤痕卻讓女性朋友們愁皺了眉。那麼究竟怎麼做才可以既讓痘痘消失，又不留下疤痕？

有幾種穴位按摩的方法，效果挺不錯的。

一、合谷穴

穴位位置：合谷穴位於大拇指和食指虎口間，拇指食指如同兩座山，虎口像山谷一般，因而得名合谷穴。

按摩方法：若是按摩左手，最好用右手去按摩，右手拇指屈曲垂直按到合谷穴上，做鬆弛按壓，每分鐘按摩三十次左右，按摩的力度要強些，至穴位上出現酸、痲、脹等感覺。

二、肝俞穴

穴位位置：採取正坐或俯臥姿勢取穴，此穴位位於背部脊椎旁，第九胸椎棘突下，左右二指寬處。

按摩方法：雙拇指分別按壓到雙側肝俞穴上，做旋轉運動，力度由輕到重，直到不能承受為止，每次持續按摩十～三十分鐘。

三、三焦俞穴

穴位位置：三焦俞穴位於背部，腰上系好腰帶，腰帶剛好位於左右腰骨上，以線連接左右腰骨最高點。這條線剛好通過第四腰椎，之後從此骨向下第二凸骨，也就是第二腰椎骨，第三個凸骨為第一腰椎骨，三焦俞穴位於凸骨的中央處，向左右各二指寬的地方。

按摩方法：間接灸或線香灸都非常有效，連續刺激一個星期左右即可看出效果。

人體是個有機整體，體內臟腑的病理變化會由不同方式表現出來，若長時間思慮過度、勞心傷神，會引發心火旺盛，額頭會生出痘痘，此時要進行適宜的休息；若長期吃辛辣、油膩食物，大量喝啤酒，易脾胃蘊熱，進而導致消化不良、口乾口臭、便秘等問題，鼻子上會長出粉刺；若平時壓力太大，又未能進行適當調節，各種肝鬱氣滯會隨著壓力的增大而增大，雙臉頰上就會生出青春痘；有的女性朋友下巴上容易長痘痘，尤其是月經來臨的前幾天，這和月經失調、經前綜合症有一定的關係。一句話，痘痘的出現其實就是氣滯血淤在向身體抗議。只有找出原因，對症治療，效果才會更好。

第十一章

補氣養血這樣吃，健康美麗到天年

紅糖比砂糖好

紅糖可以說是最安全、最便宜、最實用的保養品。一千公克紅糖中含鈣九百毫克、鐵一百毫克，而鈣、鐵正是人體必需的礦物質與微量元素。

《黃帝內經・靈樞》中說：「中焦受氣取汁，變化而赤，是謂血。」意思是說，吃進去的食物裡面的營養精華和有用的津液，進入到血管裡，就變成了紅色的血。我們吃東西也就是因為要生血，只有生血，才能活著。

在人體的各個臟腑器官中，脾胃能直接將食物變成營養物質，用來化血，因此脾胃不好的人血一定虛。心肺則合力把血液運輸到全身各個部位，靠它們的推動、引導，血才能夠流動。腎藏精，精生髓，精髓也是血液的來源之一，因此腎不好的人，血液自然也不充沛。肝藏血，它就像是一個血庫，假如裡面的血少，就沒有養料來滋養我們的眼睛，眼睛就會乾澀昏花，而女人則會經血少，甚至閉經等。

紅糖最早出現在中醫古籍中是在唐代《新修本草》中，在「甘蔗」條下有如下記述「……取法以為砂糖，甚益人」；李時珍撰著的《本草綱目》中「砂糖」條下記載：砂糖「和脾緩肝」「補血、活血，通瘀以及排惡露」。中醫看來，婦女產後身體多瘀（循環不暢），而且八脈空虛，每至腹痛。凡偏瘀者，醫生常處以生化湯、失笑散或金鈴子散，並囑在藥煎好後以紅糖調服，目的就在於利用紅糖「通瘀」或「排惡露」的作用而達到止痛的目的。

二〇〇〇年在中國全國營養學術會議上，與會的專家指出：用原子熒光譜儀測定發現紅糖含有十分豐富的微量元素成分，而其中有些微量元素具有強烈刺激機體造血的功能。

民間有句話叫「女子不可百日無糖」，這裡的糖指的就是紅糖。曾經有一個女孩，因為長期患病，導致身體瘦弱，體重還不足五十公斤。後來，她懷孕後開始擔心起來，害怕自己承受不了，還怕生下來的孩子會不會也體弱多病，這就像我們常說的「孕期綜合症」。

一個偶然的機會，她的丈夫找到了我，根據她的症狀，我為她設計了以溫熱補虛寒的「對證之食」：讓她每天吃糯米酒釀打雞蛋，加有紅糖和芝麻的小米粥等食物，結果不但產下健康的寶寶，身體也比產前結實健康。

還有一位女性，年紀很輕，大概才二十多歲，身體特別瘦，每次她來月經的時候肚子都會很痛，還會全身冰冷。每個月，她都會因為這個緣故向公司請一、兩天的假。她媽媽就跑來問我，有沒有什麼好辦法呢？我說，這很好辦，每次來月經的前幾天，喝些紅糖水，一天好幾杯。結果，她這麼做了，等到再一次來月經，肚子再也不痛了。

除此之外，紅糖當中提煉的天然成分「糖蜜」具有排毒美白的功效。它可以進入有毒細胞內，把過量的黑色素從真皮層中釋出，再通過全身的淋巴組織排出體外，同時，「糖蜜」的強抗氧化功能還能夠修護受損細胞，還原健康細胞。

總而言之，紅糖具有獨特的滋補保健功效，特別是女人，更是不可百日無紅糖，性溫的紅糖通過溫而補之，溫而通之，溫而散之，來發揮補血作用的。

烏骨雞，氣血雙補美食

女人以血為本，血對女人的一生尤其珍貴，女人一生都要養血。

前段時間一位寫書的朋友來我家，她帶來一位三十歲左右的婦女，自稱是她的妹妹。可一進門我就發現這位所謂的「妹妹」比我朋友還老。臉色黃而慘白，很消瘦，雖然見到我之後，強打起精神，但是我知道她應該是平常自感很累，非常沒精神的人。我請她們進屋後，就開始給這位「妹妹」診治起來。

我問她哪兒不舒服，她說：「沒精神，也沒胃口，時常頭暈眼花。最近一段時間老覺得心悸，睡眠品質也不好，經常無緣無故失眠，有時還會手足發麻。月經很少，幾乎快絕經了。」

接著她又說：「我自從生完老二大出血以後，就一直不舒服，已經看過很多醫生了，檢查說是貧血，吃了補血藥也不是很管用，我現在也算是得過且過，不抱希望了，如果不是我哥，我不會來找妳！」說完病人長長地嘆了一口氣。

一聽這話，看來這位患者是對自己不抱希望了，我沒吭聲，又細細給她診治了一番。發現她脈虛細，再打量她一番，臉色萎黃，口唇無色，眼睛也灰濛濛的。看來是血虛了，得注意補血，綜合調理就可以了。我正要開口說她的情況，病人又開口說話了：「我最近發現我的眼睛也不好，看東西看不清楚！氣色也不好，別人看我說我像『沒魂的人』一樣！」

我說：「這就對了，因為妳血虛，所以視物不清，中醫認為，只有血液充足，眼睛才能視物清晰，膚色才能飽滿紅潤。妳現在的這些症狀都是可以理解的。把血補足了，妳的病就好了，所有症狀就都消失了！」

一聽我這麼說，病人馬上來了精神，問：「那我怎麼治療呢？」我說：「我們先開幾副藥吃，然後我再告訴妳一些保養的方法，相信妳很快就能好起來！」

我給她開了「人參養榮湯」，方中藥物組成有：人參、黃耆、白朮、茯苓、甘草、熟地黃、當歸、白芍、肉桂、陳皮、五味子等，重在補益氣血，安神定志，對於她的貧血兼有失眠、心悸等症狀是非常有益的。

然後我跟她說：「除了藥物調理，妳一定要注意調心，不要動不動就悲觀洩氣，要打起精神來，好好吃飯，好好吃藥，注意鍛練身體，這樣才能治好病！」病人點了點頭。

接著我又說：「妳看妳在外地，來找我看病也不容易，所以我再教妳一個辦法，妳在這兒生活期間，就吃我給妳開的藥，但是日常飲食則要注意調理。平時常吃補血養血的食物，像菠菜、花生、蓮藕、黑木耳、雞肉、豬肉、羊肉、海參等妳都可以多吃。水果可以選擇桑葚、葡萄、紅棗、桂圓等。尤其要注意多吃烏骨雞，這可是個好東西！」

「烏骨雞我知道，以前我在老家時，有一位朋友也推薦我吃烏骨雞！」我的話還沒說完，病人就插口道。

我說：「是的，烏骨雞是很好，歷來都是女人補血補氣養生的珍品！很多食物只能補血，或者只能補氣，但是烏骨雞有一個很重要的特點就是補血還能補氣。我們中醫講究的是『善治血者，不求之有形之血，而求之無形之氣。』也就是說，我們補血時，重視補氣甚至重過補血。所以臨床用藥時，依據『氣能生血』，常在補血藥中，配以益氣之品。就像我開給妳的這些藥中，補氣補血的都有！而這個烏骨雞更是氣血雙補的美食，所以比我的藥還好！藥吃多了有副作用，而這個烏骨雞多吃也沒有什麼副作用！並且常吃烏骨雞，不光可以補益氣血，連其他一切不舒服的症狀也可以治療，例如沒力氣，或者婦科病，還有就是免疫力……都會有所改善的！」

「真的呀！那我以後聽妳的，多吃！」病人笑道。

我說：「吃也要講究方法，我推薦妳一道用烏骨雞做的美味，保證妳吃了更想吃，還能補血養身！」

「那怎麼做呢！妳快說！」病人催促道。

「方法很簡單：烏骨雞一隻，約八百克左右，紅棗四粒、枸杞二十粒左右、花旗參片十幾片、參鬚幾條。將烏骨雞洗乾淨後切去雞頭和爪，放入砂鍋，加入紅棗、枸杞、花旗參片、參鬚等，把所有材料放進鍋裡，加足清水，大火煮開十分鐘後小火煮一個半小時，放鹽調味就可以了。

以後兩天吃一隻，吃一個月，保證見效。如果治好了貧血症狀，也可以不放花旗參和參鬚，只放紅棗、薑片、枸杞煲，效果一樣好，雞湯的味道中因沒有花旗參的味道，會更好一些。而且全家人都可以吃，大補呀！」我笑著說道。

後來這位患者回家後，按時吃藥，注意從生活、情緒等多方面進行調理，還按我的方法經常食用烏骨雞湯，現在貧血症狀已經痊癒了，而且一家人還養成了喝烏骨雞湯的習慣。據說現在她一家人個個身體都很好，免疫力增強，連七十多歲的老婆婆也很少感冒發燒！

想補血養血的朋友不妨試試多吃烏骨雞，想增強免疫力，保健防病的朋友也可以多吃烏骨雞！因為《本草經疏》中說了：「烏骨雞補血益陰，則虛勞羸弱可除，陰回熱去，則津液自生，渴自止矣，陰平陽秘，表裡固密，邪惡之氣不得入，心腹和而痛自止，益陰，則沖、任、帶三脈俱旺，故能除崩中帶下一切虛損諸疾也。」可見烏骨雞為補血益陰之上品，尤其適合女人一生補益。

紅棗，補氣補陰悅顏色

人人都怕老，哪怕七老八十了，還希望自己像天山童姥一樣，特別是女人，那麼，怎樣才能青春永駐呢？秘訣就在紅棗。

紅棗，性溫，味甘，入脾、胃經。《神農本草備要》說紅棗能「補中益氣，滋脾土，潤心肺，調營衛，緩陰血，生津液，悅顏色。」紅棗能幫助十二經絡暢通，補氣，補陰，對於四肢乏力、驚悸等症都有很好的治療作用。民間有「五穀加小棗，勝似靈芝草」之說。中醫認為紅棗可以養血、益氣、安神、潤心肺、補五臟、治虛損，常將紅棗用於補氣補血的藥方中。

我常說，人之所以活著，靠的就是氣和血。對於女人來說，血尤為重要。女人天生比較容易貧血，而產婦、久病的人就更容易發生血虛之症。一般表現是面無血色，而且血虛無以滋養肌肉，所以導致四肢乏力，或者更嚴重些還會出現咳嗽、氣喘等氣虛之症。對於一些體質虛寒的女人來說，每天多吃一些紅棗，或者是搭配其他補血食品一起熬成粥食用，對補血生氣都很有益處。

另據現在醫學研究顯示，鮮紅棗的蛋白質含量較梨高十一倍左右，脂肪和糖的含量是梨的兩倍，鮮棗含糖量高達二〇%～三十六%，比制糖原料甜菜、甘蔗的含量還高。更重要的是，紅棗中維生素含量也很豐富。

紅棗中維生素C和維生素P含量最高，居各種果品之冠。鮮紅棗的維生素C含量比柑橘高七～十倍，是蘋果的七十五倍。一般公認檸檬是含維生素P豐富的代表，但和鮮紅棗相比，卻遜色十幾倍。維生素P對健全人體的微血管、防治血液病及心腦血管疾患都有一定的作用。膳食中若維生素C缺乏或不足，人就會感到疲勞倦怠，甚至產生壞血病。常吃紅棗可使人臉色紅潤，容光煥發。其他還有如維生素A、維生素B_1、維生素B_2等。因此，紅棗有「活維生素丸」的美稱。紅棗所含的磷、鈣也比一般果品高二～十二倍。紅棗中還含有人體內參與生理代謝的激素——環磷酸腺苷。紅棗中還含有十四種胺基酸，六種有機酸，三十六種微量元素等。

另外，紅棗還是一種天然的美容護膚食品，富含抗氧化維生素，有延緩衰老的作用。

無論是從健康還是從美容的角度來說，紅棗和女人都有著頗為密切的關聯。

紅棗的吃法有多種，可以放在粥裡，可以入菜，最為方便的是用三顆紅棗泡水喝，這對於辦公室的美女們來說，是最為簡單、實用的方法了。

不過，紅棗雖好，也要分對象。體質虛、寒涼的女人可以多吃，本身比較燥熱的人就不適合多吃。因為紅棗甜，多吃容易生痰、生濕導致水濕積於體內，加重水腫症狀。如果是外感風熱引起的感冒、發燒以及腹脹氣滯的人，也不宜食用。同時，因為紅棗糖分豐富，糖尿病患者也不能吃。

人參補氣有奇效，這種情形不要吃

在眾多補氣佳品中，人參當然是首選。我有一個朋友，她聽了我的講座，回家就買了很多人參，每天用人參泡水喝，不光自己喝，還鼓勵十幾歲的女兒一起喝，結果沒過多久，就出現了頭痛、煩躁不安、手足心發熱、胸悶如堵、腹脹如鼓等症狀。這下，她來找我，質問：「妳不是說吃人參可以補氣？怎麼我愈補身體愈差？我女兒前幾天還流鼻血？」

聽她這麼一說，我真是哭笑不得。氣固然很重要，但是不能太過，過猶不及，這就是中國哲學和醫學中最智慧的一個地方。著名的中醫大師朱丹溪曾經說過：「氣有餘便是火。」張景岳說：「氣不足便是寒。」氣大傷血，氣太過，血也會虛。常常會有病人問我，上火了，口腔潰瘍，牙齒疼痛，咽喉乾痛，身體感到燥熱，大便乾燥，應該吃什麼藥才能祛火。這個火，實際上說的就是身體內多出來的氣。氣太過就形成火，火太大就會導致血在身體內肆無忌憚地亂行。所以人不能太寒，也不能火大。

像我那位朋友的女兒，喝了人參流鼻血還算是好的，如果是年輕男性喝了，鼻血就會長流，因為他們本來就不缺氣，一補就會補過了頭，這樣反而既傷氣又傷血。

我認識一個老太太，常年會出現頭痛頭暈的現象，總以為是自己老了體虛。一次，她很久不見的女兒從外地回來了，一看見老母親身體居然差成這樣，就趕忙去藥店買了點人參，回來蒸雞吃，希望可以一下把老人家的陽氣調動起來，可是結果卻是吃完以後老太太當晚就不省人事，經醫生檢查確診為「腦溢血」。聽到這個消息後，女兒懊悔不已，本來是好心，結果辦了壞事。

在中醫看來，人參可謂是天下第一補氣佳品，因此自古以來就是用於藥膳的上等材料。《本草綱目》記載，人參能「補五臟，安精神，定魂魄，止驚悸，除邪氣，耳聰目明、輕身，使人肌膚澤潤，精力旺盛不易老，開心益智。久服可輕身延年」。意思就是，人參味甘，氣微溫，入五臟六腑，可謂補虛勞耗損、安養臟腑的聖藥。對那些氣虛體質者來說，用人參滋補身體是最相宜的。特別是平時疲倦乏力、長期失眠健忘的亞健康人，可以少量服用人參。而對於那些體質健壯，平時容易發火煩躁的人，則儘量不要服用。另外，如果有嚴重慢性病，如高血壓、腎病，強烈過敏體質及有化膿性發炎的人，一定要慎服。

人參有很多吃法，既可以入藥，也可以泡酒，還可以磨成粉。如今都會女性大多患有氣虛症，臉色蒼白、頭暈目眩、少氣懶言、神疲乏力，甚則暈厥。我推薦一款人參湯圓，既可當作早點，也可當成宵夜，既補元氣、滋養臟腑、活血通絡，更有養顏護膚的效果。

做法如下：取人參粉三克，玫瑰蜜十五克，櫻桃蜜、黑芝麻各三十克，雞油三十克，麵粉十五克，糯米粉五百克，白糖適量。將雞油熬熟後放涼，把麵粉放鍋內炒至發黃，黑芝麻炒香後研成碎末，把玫瑰蜜、櫻桃蜜壓成泥狀，然後把這些材料放在一起，加入人參粉和白糖攪拌均勻，即成湯圓心，再將糯米粉糅合均勻，包上湯圓心。最後待鍋內清水煮沸時，將湯圓下鍋煮沸即可食用。

人參並非一時的「興奮劑」，它可以使人體質保持平行和正常狀態，發揮促進、調節身體各部位健康的作用。假如覺得做法麻煩，又不想上火，就要掌握好量，可以每天只吃一點，一般吃一～三克。

這裡需注意的是，除了感冒發熱，睡覺前最好不要食用人參。因為人參對大腦皮層有興奮作用，睡前服用容易導致失眠。吃人參最好別與蘿蔔同吃，包括胡蘿蔔、白蘿蔔和綠蘿蔔。因為蘿蔔中的胡蘿蔔素有分解和降低人參藥效的功能。此外，茶葉、咖啡中的咖啡因等成分也會與人參發生化學反應，產生沉澱，降低療效，因此食用人參前後都忌喝茶和咖啡。

早晚一杯茶，養心氣治失眠

年近四十的嚴女士來找我看病，她曾有一段時間患上了重度失眠症，常常夜不能眠，或者睡後很容易醒，醒來後又無法入眠，如此反復讓她疲憊不堪。這究竟是什麼原因造成的呢？

嚴女士雖然事業成功，卻依然單身。她的父母為女兒的終身大事發愁，但他們不知道女兒一直沒能走出失戀陰影，所以父母屢次安排相親，都成了對她的一種刺激。一段時間下來，嚴女士不僅人消瘦了，脾氣也變得急躁易怒。晚上睡不好，白天沒精神，經常感覺頭昏眼花、頭痛耳鳴，工作效率也下降了不少。後來吃了一段時間安眠藥，劑量愈吃愈大。她擔心吃多了上癮，又怕有副作用，因而希望我能提供一個安全妥當的方法。

考慮到嚴女士的失戀和發病情況，覺得複雜的方法不適合她，於是就介紹了一個喝茶治失眠的輕鬆辦法。早上十點前喝紅茶，晚上喝五味子、柏子仁茶可安神、安眠。嚴女士聽了覺得很奇怪，通常都說喝茶讓人興奮，那樣豈不是愈喝愈失眠？

其實喝茶治失眠是有講究的，早上喝和晚上喝作用各不相同。早上要喝普通的紅茶有興奮作用，目的是提神醒腦，這樣白天精神才充足；晚上要喝枸杞茶，用枸杞十五克，加柏子仁十五克或五味子十克開水沖泡，加蓋燜五分鐘即成枸杞茶，其中五味子、柏子仁這兩味藥都是中醫裡經典的寧心安神、安眠鎮靜類藥物。對於嚴女士這樣長期失眠，因失戀導致一系列心理壓力的疲憊狀態非常適合。

《本草綱目》記載，柏子仁具「養心氣，潤腎燥，安魂定魄，益智寧神」之效，五味子裡含五味子甲素、維生素C、醇乙，柏子仁裡含柏子仁皂苷和柏子仁油，均有改善睡眠的功效。至於枸杞，雖然沒有直接的安眠作用，但卻是一味滋補中藥，可以抗疲勞，加快消除體內代謝產物。

我還告訴嚴女士，除了喝茶，最關鍵的是要保持心情放鬆、樂觀，她正是因為失戀的心理打擊才導致失眠。只有調節心緒，過了失戀這一關，想開了，才能完全改善失眠。

嚴女士回去後停了安眠藥，持續用以上的方法治療了一段時間，果然每天晚上都睡得很好。而且在空閒時間，她經常參加活動，廣交朋友，漸漸走出失戀的陰影，不喝茶也能睡得著、睡得好。又過了一段時間，她找到了自己的白馬王子，從此不再失眠。

陳皮、山楂，有效祛除黑斑

黑斑也稱為肝斑、蝴蝶斑、黃斑，是一種常見的顏臉色素沉著斑，女性多發，主要是因為女性的內分泌失調、各種婦科疾病、肝腎疾病以及極大的精神壓力等引起。從中醫學的角度來講，黃斑是因為邪犯肌膚，氣血不和，肝鬱氣滯，氣滯血瘀導致的。肝失條達，氣機鬱結，鬱久化火，灼傷陰血等情況都會造成面部氣血失和，脾氣虛弱，運化功能減弱，從而不能使氣血及時運送到面部位置而導致的。

王小姐因為黑斑的問題前來就診。王小姐今年三十多歲，身體還算可以。但是隨著年齡的增長，臉上的黑斑也隨之增多，這讓王小姐極為苦惱。黑斑也是身體虧虛的一種訊號，所以，王小姐希望藉由吃中藥調理身體並改善「臉部情況」。

我先是了解一下王小姐的情況，原來王小姐目前仍單身。父母經常催促她結婚，但是王小姐一直沒有合適的人選。自己的年齡愈來愈大，再加上父母的催促，讓王小姐非常苦惱。

王小姐的病主要是因為憂思煩悶，從而導致肝氣受損，氣機鬱結，進而嚴重影響身體的氣血活動，最後在臉上呈現黑斑。所以要想治好黑斑，就必須補血調氣。

我給王小姐開的方子是，陳皮、山楂適量，加入開水之後煮沸，晾涼，最後加入蜂蜜就可以飲用。山楂性微溫，入脾、胃、肝經，有活血化瘀、消食健胃的功能。在《本草求真》中記載：「山楂，所謂健脾者，因其脾有食積，用此酸鹹之味，以為消磨，俾食行而痰消，氣破而泄化，謂之為健，止屬消導之健矣。至於兒枕作痛，力能以止；痘瘡不起，力能以發；猶見通瘀運化之速。」陳皮所起的作用包含三點，一是導胸中寒邪，二破滯氣，三益脾胃。這三點中最重要的就是行脾胃之氣。蜂蜜營養成分是最為豐富的，能補虛緩中，在《本草綱目》中記載，蜂蜜「和營衛、潤臟腑，通三焦，調脾胃」，可以對黃斑起到輔助治療作用。

王小姐按照這個方法服用一個多月，黑斑果然不再加重，原先出現的也在不斷消失，皮膚變得水潤有光澤。

此外，不僅是山楂、陳皮。豆類也有治療黑斑的作用。綠豆、黃豆、赤小豆各一百克，洗淨之後加水浸泡，搗汁之後再以水煮沸，調入白糖飲用，一日三次。中醫學認為，黃豆可以令人長肌膚，補虛開胃，填精髓，益顏色，健身寧心，潤燥消水，健脾寬中的功效。李時珍在《本草綱目》中講過，黃豆可以「容顏紅白，永不憔悴」「作澡豆，令人面光澤」。綠豆味甘性涼，有解毒清熱的作用，在《本草求真》中提到，綠豆「能厚腸胃、潤皮膚、和五臟及滋脾胃」。赤小豆就是常說的紅豆，也是中醫常用的藥材。在《本草綱目》之中記載，赤小豆「味甘，性平，排癰腫膿血，療寒熱，治熱毒，散惡血，除煩滿，健脾胃」。可見，這三種豆類都能夠產生滋補氣血、調和脾胃的功能。

氣血衰少年白，要吃黑芝麻

正常人在進入老年時期頭髮自然變成白色，這是一種身體機能退化的表現，但是如果是少年白就應該特別注意。少年白說的是，在青少年時期或是青年時出現白色頭髮，最開始的時候會出現極為稀疏的少數白髮，大多數首先出現在頭皮的後部或頂部，夾雜在黑髮之中是花白頭髮，此後隨時間推移，白髮會突然或逐漸增加。

通常而言，很多先天性少年白的人都有家族遺傳史，往往出生的時候就有白頭髮，或是頭髮變白得時間要比一般人早，此外沒有其他異常。後天性少年白有多種原因，如缺乏蛋白質、長期營養不良、維生素以及某些微量元素（如銅）不足等，都會導致少年白。某些慢性消耗性疾病如結核病等也會造成營養不良，這些病症患者的頭髮都會要比正常人提前發白。有些年輕人在非常短的時間內，頭髮大量變白，這與情緒有很大的關係，如過度悲傷、焦慮等精神疲勞、嚴重的精神創傷等。

有一天晚上，我剛吃完晚飯，我姑姑打電話問我治療少年白的方法。我非常納悶，就問姑姑怎麼突然會問這個事情。原來，姑姑說一個親戚去相親，男方看起來很精神，就是頭髮白，讓人覺得不舒服。就是因為頭髮的事情，不知道相了幾次親，始終沒有如願的。而且據男方說從小頭髮就是這樣，所以姑姑向我詢問有沒有什麼好方法。

從中醫學角度看，與頭髮關係最為密切的臟器是肝腎，腎藏精，肝主血，其華在髮，肝腎虛則精血不足，頭上毛囊得不到充分的營養，合成黑色素的能力減弱，就會出現白髮。反之，肝腎強健，上榮於頭，人就會生出烏黑濃密的頭髮。中醫認為，「髮為血之餘」，頭髮的生長與氣血的濡養有關。氣血旺，頭髮生長就會非常旺盛；氣血衰，就容易出現少年白的現象，即使是家族遺傳，只要經過細心調理，也可以長出烏黑濃密的頭髮。

於是我告訴姑姑一個非常簡單的方子：將白糖、黑芝麻粉等量均勻的攪拌，每天早晚用溫開水沖服，劑量控制在五十克左右，也能沖入米粥、豆漿、牛奶之中，必須長期服用。《日華子本草》中曾提到，黑芝麻有「補中益氣，養五臟」之功，具有益氣力、補肝腎、填腦髓、長肌肉的功效，針對肝腎精血不足而引起的鬚髮早白、眩暈、皮燥髮枯、脫髮、五臟虛損、腸燥便秘等病症有治療的作用，對於滋養頭髮、養髮護髮而言，更是效果明顯。白糖性平味甘，可以起到生津潤肺，補中緩急的作用。在《食療本草》中稱其有「潤肺氣，助五臟津，補精血」的作用，對於肝腎精血不足、肺燥導致的皮膚乾燥、久咳喉乾或眩暈耳鳴、頭髮早白，具有治療作用。

此後，姑姑經常向我「報告」病情，說那個男孩子的頭髮比先前黑了很多，白頭髮漸漸少了，後長出來的頭髮全是黑色的。我告訴姑姑，還可以告訴那個男孩子，平時要多運動身體，多吃些補氣補血、保養肝臟的食物，頭髮變黑的效果會更好。

還有一個非常好的方子：黑芝麻二五〇克，女貞子五百克，用水煎服約二十毫升，一日服兩到三次。這個方子針對陰虛血燥型的白髮有明顯效果。女貞子性涼，味甘、苦，入腎、肝兩經，有明目烏鬚、滋補肝腎的功效，針對少年白、肝腎陰虛，眼目昏暗，陰虛發熱等病症有明顯的效果。

國家圖書館出版品預行編目資料

養生從養氣血開始：女生的排寒祛溼暖身書 /
趙蓉作. -- 初版. -- 新北市：世茂, 2020.04
面； 公分. -- (生活健康；B478)
ISBN 978-986-5408-18-3(平裝)

1. 中醫 2. 養生 3. 女性

413.21 108023414

生活健康B478

養生從養氣血開始：女生的排寒祛溼暖身書

作　　者／趙蓉
主　　編／楊鈺儀
特約編輯／陳文君
封面設計／林芷伊
出 版 者／世茂出版有限公司
負 責 人／簡泰雄
地　　址／(231)新北市新店區民生路19號5樓
電　　話／(02)2218-3277
傳　　真／(02)2218-3239（訂書專線）
(02)2218-7539
劃撥帳號／19911841
戶　　名／世茂出版有限公司
世茂網站／www.coolbooks.com.tw
排版製版／辰皓國際出版製作有限公司
印　　刷／傳興彩色印刷有限公司
初版一刷／2020年4月

ＩＳＢＮ／978-986-5408-18-3
定　　價／360元